中医临床必读丛书重刊

外科精义

元·齐德之 撰
胡晓峰 整理

人民卫生出版社
·北京·

图书在版编目（CIP）数据

外科精义 /（元）齐德之撰；胡晓峰整理 .—北京：人民卫生出版社，2023.3

（中医临床必读丛书重刊）

ISBN 978-7-117-34472-2

Ⅰ. ①外… Ⅱ. ①齐…②胡… Ⅲ. ①中医外科学－中国－元代 Ⅳ. ①R26

中国国家版本馆 CIP 数据核字（2023）第 031322 号

中医临床必读丛书重刊

外科精义

Zhongyi Linchuang Bidu Congshu Chongkan

Waike Jingyi

撰　　者：元 · 齐德之

整　　理：胡晓峰

出版发行：人民卫生出版社（中继线 010-59780011）

地　　址：北京市朝阳区潘家园南里 19 号

邮　　编：100021

E - mail：pmph @ pmph.com

购书热线：010-59787592　010-59787584　010-65264830

印　　刷：中农印务有限公司

经　　销：新华书店

开　　本：889 × 1194　1/32　　印张：4.75

字　　数：74 千字

版　　次：2023 年 3 月第 1 版

印　　次：2023 年 5 月第 1 次印刷

标准书号：ISBN 978-7-117-34472-2

定　　价：26.00 元

打击盗版举报电话：010-59787491　E-mail：WQ @ pmph.com

质量问题联系电话：010-59787234　E-mail：zhiliang @ pmph.com

数字融合服务电话：4001118166　E-mail：zengzhi @ pmph.com

重刊说明

中医药学是中华民族的伟大创造，是中国古代科学的瑰宝，也是打开中华文明宝库的钥匙，为中华民族繁衍生息做出了巨大贡献，对世界文明进步产生了积极影响。中华五千年灿烂文化，"伏羲制九针""神农尝百草"，中医经典著作作为中医学的重要组成部分，是中医药文化之源、理论之基、临床之本。为了把这些宝贵的财富继承好、发展好、利用好，人民卫生出版社于2005年推出了《中医临床必读丛书》（简称《丛书》）（105种），随后于2017年推出了《中医临床必读丛书》（典藏版）（30种），丛书出版后深受读者欢迎，累计印制近900万册，成为了中医药从业人员和爱好者的必读经典。

毋庸置疑，中医古籍不仅是中医理论的基础，更是中医临床坚强的基石，提高临床疗效的捷径。每一位中医从业者，无不是从中医经典学起的。"读经典、悟原理、做临床、跟名师、成大家"是中医成才的必要路径。为了贯彻落实党的二十大报告指出的促进中医药传承创新发展和《关于推进新时代古籍工作的意见》

要求，传承中医典籍精华，同时针对后疫情时代中医药在护佑人民健康方面的重要性以及大众对于中医经典的重视，我们因时因势调整和完善中医古籍出版工作，因此，在传承《丛书》原貌的基础上，对105种图书进行了改版，推出《中医临床必读丛书重刊》（简称《重刊》）。为了便于读者阅读，本版尽量保留原版风格，并采用双色印刷，将“养生类著作”单列，对每部图书的导读和相关文字进行了更新和勘误；同时邀请张伯礼院士和王琦院士为《重刊》作序，具体特点如下：

1. 精选底本，校勘严谨 每种古籍均由各科专家遴选精善底本，加以严谨校勘，为读者提供精准的原文。在内容上，考虑中医临床人员的学习需要，一改过去加校记、注释、语译等方式，原则上只收原文，不作校记和注释，类似古籍的白文本。对于原文中俗体字、异体字、避讳字、古今字予以径改，不作校注，旨在使读者在研习之中渐得旨趣，体悟真谛。

2. 导读要览，入门捷径 为了便于读者学习和理解，每本书前撰写了导读，介绍作者生平、成书背景、学术特点，重点介绍该书的主要内容、学习方法和临证思维方法，以及对临床的指导意义，对书的内容提要钩玄，方便读者抓住重点，提升学习和临证效果。

3. 名家整理，打造精品 《丛书》整理者如余瀛鳌、钱超尘、郑金生、田代华、郭君双、苏礼等大部分专家都参加了我社 20 世纪 80 年代中医古籍整理工作，他们拥有珍贵而翔实的版本资料，具备较高的中医古籍文献整理水平与丰富的临床经验，是我国现当代中医古籍文献整理的杰出代表，加之《丛书》在读者心目中的品牌形象和认可度，相信《重刊》一定能够历久弥新，长盛不衰，为新时代我国中医药事业的传承创新发展做出更大的贡献。

主要分类和具体书目如下：

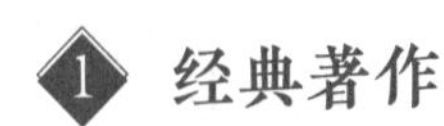

1 经典著作

《黄帝内经素问》　《金匮要略》
《灵枢经》　《温病条辨》
《伤寒论》　《温热经纬》

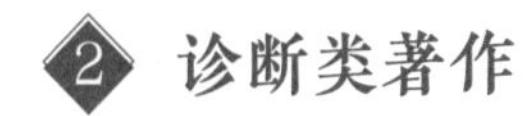

2 诊断类著作

《脉经》　《濒湖脉学》
《诊家枢要》

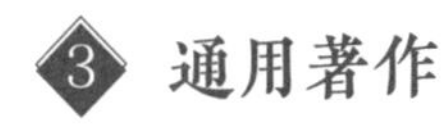

3 通用著作

《中藏经》　《三因极一病证方论》
《伤寒总病论》　《素问病机气宜保命集》
《素问玄机原病式》　《内外伤辨惑论》

《儒门事亲》
《脾胃论》
《兰室秘藏》
《格致余论》
《丹溪心法》
《景岳全书》
《医贯》
《理虚元鉴》
《明医杂著》
《万病回春》
《慎柔五书》
《内经知要》
《医宗金鉴》
《石室秘录》
《医学源流论》
《血证论》
《名医类案》
《兰台轨范》
《杂病源流犀烛》
《古今医案按》
《笔花医镜》
《类证治裁》
《医林改错》
《医学衷中参西录》
《丁甘仁医案》

4 各科著作

(1)内科

《金匮钩玄》
《秘传证治要诀及类方》
《医宗必读》
《医学心悟》
《证治汇补》
《医门法律》
《张氏医通》
《张聿青医案》
《临证指南医案》
《症因脉治》
《医学入门》
《先醒斋医学广笔记》

《温疫论》
《温热论》
《湿热论》
《串雅内外编》
《医醇賸义》
《时病论》

(2)外科

《外科精义》
《外科发挥》
《外科正宗》
《外科证治全生集》
《疡科心得集》

(3)妇科

《经效产宝》
《女科辑要》
《妇人大全良方》
《女科经纶》
《傅青主女科》
《竹林寺女科秘传》
《济阴纲目》

(4)儿科

《小儿药证直诀》
《活幼心书》
《幼科发挥》
《幼幼集成》

(5)眼科

《秘传眼科龙木论》
《审视瑶函》
《银海精微》
《眼科金镜》
《目经大成》

(6)耳鼻喉科

《重楼玉钥》
《口齿类要》
《喉科秘诀》

(7)针灸科

《针灸甲乙经》
《针灸大成》
《针灸资生经》
《针灸聚英》
《针经摘英集》

(8)骨伤科

《永类钤方》
《世医得效方》
《仙授理伤续断秘方》
《伤科汇纂》
《正体类要》
《厘正按摩要术》

5 养生类著作

《寿亲养老新书》
《老老恒言》
《遵生八笺》

6 方药类著作

《太平惠民和剂局方》
《得配本草》
《医方考》
《成方切用》
《本草原始》
《时方妙用》
《医方集解》
《验方新编》
《本草备要》

人民卫生出版社

2023年2月

序　一

党的二十大报告提出，把马克思主义与中华优秀传统文化相结合。中医药学是中国古代科学的瑰宝，也是打开中华文明宝库的钥匙。当前，中医药发展迎来了天时、地利、人和的大好时机。特别是近十年来，党中央、国务院密集出台了一系列方针政策，大力推动中医药传承创新发展，其重视程度之高、涉及领域之广、支持力度之大，都是前所未有的。“识势者智，驭势者赢”，中医药人要乘势而为，紧紧把握住历史的机遇，承担起时代的责任，增强文化自信，勇攀医学高峰，推动中医药传承创新发展。而其中人才培养是当务之急，不可等闲视之。

作为中医药人才成长的必要路径，中医经典著作的重要性毋庸置疑。历代名医先贤，无不熟谙经典，并通过临床实践续先贤之学，创立弘扬新说；发皇古义，融会新知，提高临床诊治水平，推动中医药学术学科进步，造福于黎庶。孙思邈指出：“凡欲为大医，必须谙《素问》《甲乙》《黄帝针经》……”李东垣发《黄帝内经》胃气学说之端绪，提出“内伤脾胃，百病由生”的观点，一部《脾胃论》成为内外伤病证辨证之圭臬。经典者，路志正国医大师认为：原为“举一纲而万目张，解一卷而众篇明”之作，经典之所以奉为经典，一是经过长时间的临床实践检验，具有明确的临床指导作用和理论价值；二是后代医家在学术流变中，不断诠释、完善并丰富了其内涵与外延，使其与时俱进，丰富和发展了理论。

如何研习经典，南宋大儒朱熹有经验可以借鉴：为学之道，莫先于穷理；穷理之要，必在于读书；读书之法，莫贵于循序而致精；而致精之本，则又在于居敬而持志。读朱子治学之典，他的《观书有感》诗歌可为证：“半亩方塘一鉴开，天光云影共徘徊。问渠那得清如许？为有源头活水来。”可诠释读书三态：一是研读经典关键是要穷究其理，理在书中，文字易懂但究理需结合临床实践去理解、去觉悟；更要在实践中去应用，逐步达到融汇贯通，圆机活法，亦源头活水之谓也。二是研读经典当持之以恒，循序渐进，读到豁然以明的时候，才能体会到脑洞明澄，如清澈见底的一塘活水，辨病识证，仿佛天光云影，尽映眼前的境界。三是研读经典者还需有扶疾治病、济世救人之大医精诚的精神；更重要的是，读经典还需怀着敬畏之心去研读赏析，信之用之日久方可发扬之；有糟粕可弃用，但须慎之。

在这次新型冠状病毒感染疫情的防治中，疫病相关的中医经典发挥了重要作用，2020年疫情初期我们通过流调和分析，明确了新型冠状病毒感染是以湿毒内蕴为核心病机、兼夹发病为临床特点的认识，有力指导了对疫情的防治。中医药早期介入，全程参与，有效控制转重率，对重症患者采取中西医结合救治，降低了病死率，提高了治愈率。所筛选出的“三药三方”也是出自古代经典。在中医药整建制接管的江夏方舱医院中，更是交出了564名患者零转重、零复阳，医护零感染的出色答卷。中西医结合、中西药并用成为中国抗疫方案的亮点，是中医药守正创新的一次生动实践，也为世界抗疫贡献了东方智慧，受到世界卫生组织（WHO）专家组的高度评价。

经典中蕴藏着丰富的原创思路，给人以启迪。青蒿素的发明即是深入研习古典医籍受到启迪并取得成果的例证。进入新时代，国家药品监督管理部门所制定的按古代经典名方目录管理的中药复方制剂，基于人用经验的中药复方制剂新药研发等相关政策和指导原则，也助推许多中医药科研人员开始从古典医籍中寻找灵感与思路，研发新方新药。不仅如此，还有学者从古籍中梳理中医流派的传承与教育脉络，以传统的人才培养方法与模式为现代中医药教育提供新的借鉴……可见中医药古籍中的内容对当代中医药科研、临床与教育均具有指导作用，应该受到重视与研习。

我们欣慰地看到，人民卫生出版社在20世纪50年代便开始了中医古籍整理出版工作，先后经过了影印、白文版、古籍校点等阶段，经过近70年的积淀，为中医药教材、专著建设做了大量基础性工作；并通过古籍整理，培养了一大批中医古籍整理名家和专业人才，形成了“品牌权威、名家云集”“版本精良、校勘精准”“读者认可、历久弥新”等鲜明特点，赢得了广大读者和行业内人士的普遍认可和高度评价。2005年，为落实国家中医药管理局设立的培育名医的研修项目，精选了105种中医经典古籍分为三批刊行，出版以来，重印近千万册，广受读者欢迎和喜爱。“读经典、做临床、育悟性、成明医”在中医药行业内蔚然成风，可以说这套丛书为中医临床人才培养发挥了重要作用。此次人民卫生出版社在《中医临床必读丛书》的基础上进行重刊，是践行中共中央办公厅、国务院办公厅《关于推进新时代古籍工作的意见》和全国中医药人才工作会议精神，以实际行动加强中医古籍出版工作，注重古籍资源转化利用，促进中医药传承创新发展的重要举措。

经典之书，常读常新，以文载道，以文化人。中医经典与中华文化血脉相通，是中医的根基和灵魂。“欲穷千里目，更上一层楼”，经典就是学术进步的阶梯。希望广大中医药工作者乃至青年学生，都要增强文化自觉和文化自信，传承经典，用好经典，发扬经典。

有感于斯，是为序。

中国工程院院士　国医大师
天津中医药大学　名誉校长　张伯礼
中国中医科学院　名誉院长
2023年3月于天津静海团泊湖畔

序　二

中医药典籍浩如烟海，自先秦两汉以来的四大经典《黄帝内经》《难经》《神农本草经》《伤寒杂病论》，到隋唐时期的著名医著《诸病源候论》《备急千金要方》，宋代的《经史证类备急本草》《圣济总录》，金元时期四大医家刘完素、张从正、李东垣和朱丹溪的著作《素问玄机原病式》《儒门事亲》《脾胃论》《丹溪心法》等，到明清之际的《本草纲目》《医门法律》等，中医古籍是我国中医药知识赖以保存、记录、交流和传播的根基和载体，是中华民族认识疾病、诊疗疾病的经验总结，是中医药宝库的精华。

中华人民共和国成立以来，在中医药、中西医结合临床和理论研究中所取得的成果，与中医古籍研究有着密不可分的关系。例如中西医结合治疗急腹症，是从《金匮要略》大黄牡丹汤治疗肠痈等文献中得到启示；小夹板固定治疗骨折的思路，也是根据《仙授理伤续断秘方》等医籍治疗骨折强调动静结合的论述所取得的；活血化瘀方药治疗冠心病、脑血管意外和闭塞性脉管炎等疾病的疗效，是借鉴《医林改错》

等古代有关文献而加以提高的；尤其是举世瞩目的抗疟新药青蒿素，是基于《肘后备急方》治疟单方研制而成的。

党的二十大报告提出，深入实施科教兴国战略、人才强国战略。人才是全面建设社会主义现代化国家的重要支撑。培养人才，教育要先行，具体到中医药人才的培养方面，在院校教育和师承教育取得成就的基础上，我还提出了书院教育的模式，得到了国家中医药管理局和各界学者的高度认可。王琦书院拥有 115 位两院院士、国医大师的强大师资阵容，学员有岐黄学者、全国名中医和来自海外的中医药优秀人才代表。希望能够在中医药人才培养模式和路径方面进行探索、创新。

那么，对于个人来讲，我们怎样才能利用好这些古籍，来提升自己的临床水平？我以为应始于约，近于博，博而通，归于约。中医古籍博大精深，绝非只学个别经典即能窥其门径，须长期钻研体悟和实践，精于勤思明辨、临床辨证，善于总结经验教训，才能求得食而化，博而通，通则返约，始能提高疗效。今由人民卫生出版社对《中医临床必读丛书》(105 种)进行重刊，我认为是件非常有意义的事，《重刊》校勘严谨，每本书都配有导读要览，同时均为名家整理，堪称精品，是在继承的基础上进行的创新，这无疑对提高临床疗效、推动中医药事业的继承与发展具有积极的促进作用，因此，我们也会将《重刊》列为书院教学尤其是临床型专家成长的必读书目。

韶光易逝，岁月如流，但是中医人探索求知的欲望是亘古不变的。我相信，《重刊》必将对新时代中医药人才培养和中医学术发展起到很好的推动作用。为此欣慰之至，乐为之序。

中国工程院院士　国医大师　王琦

2023 年 3 月于北京

原　序

中医药学是具有中国特色的生命科学，是科学与人文融合得比较好的学科，在人才培养方面，只要遵循中医药学自身发展的规律，把中医理论知识的深厚积淀与临床经验的活用有机地结合起来，就能培养出优秀的中医临床人才。

百余年西学东渐，再加上当今市场经济价值取向的影响，使得一些中医师诊治疾病常以西药打头阵，中药作陪衬，不论病情是否需要，一概是中药加西药。更有甚者不切脉、不辨证，凡遇炎症均以解毒消炎处理，如此失去了中医理论对诊疗实践的指导，则不可能培养出合格的中医临床人才。对此，中医学界许多有识之士颇感忧虑而痛心疾首。中医中药人才的培养，从国家社会的需求出发，应该在多种模式、多个层面展开。当务之急是创造良好的育人环境。要倡导求真求异、学术民主的学风。国家中医药管理局设立了培育名医的研修项目，第一是参师襄诊，拜名师并制订好读书计划，因人因材施教，务求实效。论其共性，则需重视“悟性”的提高，医理与易理相通，重视易经相关理论的学习；还有文献学、逻辑学、生命科学原理与生物信息学等知识的学习运用。“悟性”主要体现在联系临床，提高思辨能力，破解疑难病例，获取疗效。再者是熟读一本临证案头书，研修项目精选的书目可以任选，作为读经典医籍研修晋级保底的基本功。第二是诊疗环境，我建议城市与乡村、医院与诊所、病房与门诊可以兼顾，总以多临证、多研讨为主。若参师三五位以上，年诊千例以上，必有上乘学问。第三是求真务实，“读经典做临床”关键在“做”字上苦下功夫，敢于置疑而后验证、诠释，进而创新，诠证创新自然寓于继承之中。

中医治学当溯本求源，古为今用，继承是基础，创新是归宿，认真继承中医经典理论与临床诊疗经验，做到中医不能丢，进而才是中医现代化的实施。厚积薄发、厚今薄古为治学常理。所谓勤求古训、融会新知，即是运用科学的临床思维方法，将理论与实践紧密联系，以显著的疗效，诠释、求证前贤的理论，于继承之中求创新发展，从理论层面阐发古人前贤之未备，以推进中医学科的进步。

综观古往今来贤哲名医，均是熟谙经典、勤于临证、发皇古义、创立新说者。通常所言的“学术思想”应是高层次的成就，是锲而不舍长期坚持“读经典做临床”，并且，在取得若干鲜活的诊疗经验基础上，应是学术闪光点凝聚提炼出的精华。笔者以弘扬中医学学科的学术思想为己任，绝不敢言自己有什么学术思想，因为学术思想一定要具备创新思维与创新成果，当然是在以继承为基础上的创新；学术思想必有理论内涵指导临床实践，能提高防治水平；再者，学术思想不应是一病一证一法一方的诊治经验与心得体会。如金元大家刘完素著有《素问病机气宜保命集》，自述“法之与术，悉出《内经》之玄机”，于刻苦钻研运气学说之后，倡“六气皆从火化”，阐发火热症证脉治，创立脏腑六气病机、玄府气液理论。其学术思想至今仍能指导温热、瘟疫的防治。严重急性呼吸综合征（SARS）流行时，运用玄府气液理论分析证候病机，确立治则治法，遣药组方获取疗效，应对突发公共卫生事件，造福群众。毋庸置疑，刘完素是“读经典做临床”的楷模，而学习历史，凡成中医大家名师者基本如此，即使当今名医具有卓越学术思想者，亦无例外。因为经典医籍所提供的科学原理至今仍是维护健康、防治疾病的准则，至今仍葆其青春，因此“读经典做临床”具有重要的现实意义。

值得指出，培养临床中坚骨干人才，造就学科领军人物是当务之急。在需要强化“读经典做临床”的同时，以唯物主义史观学习易理易道易图，与文、史、哲、逻辑学交叉渗透融合，提高“悟性”，指导诊疗工作。面对新世纪，东学西渐是另一股潮流，国外学者研究老聃、孔丘、朱熹、沈括之学，以应对技术高速发展与理论相对滞后的矛盾日趋突出的现状。譬如老聃是中国宇宙论的开拓者，惠施则注重宇宙中一般事物的观察。他解释宇宙为总包一切之“大一”与极微无内之“小一”构成，大而无外小而无内，大一寓有小一，小一中又涵有大一，两者相兼容而为用。如此见解不仅对中医学术研究具有指导作用，对宏观生物学与分子生物学的连接，纳入到系统复杂科学的领域至关重要。近日有学者撰文讨论自我感受的主观症状对医学的贡献和医师参照的意义；有学者从分子水平寻求直接调节整体功能的物质，而突破靶细胞的发病机制；有医生运用助阳化气、通利小便的方药同时改善胃肠症状，治疗幽门螺杆菌引起的胃炎；还有医生使用中成药治疗老年良性前列腺增生，运用非线性方法，优化观察指标，不把增生前列腺的直径作为唯一的“金”指标，用综合量表评价疗效而获得认许，这就是中医的思维，要坚定地走中国人自己的路。

人民卫生出版社为了落实国家中医药管理局设立的培育名医的研修项目，先从研修项目中精选20

种古典医籍予以出版，余下50余种陆续刊行，为我们学习提供了便利条件，只要我们“博学之，审问之，慎思之，明辨之，笃行之”，就会学有所得、学有所长、学有所进、学有所成。治经典之学要落脚临床，实实在在去“做”，切忌坐而论道，应端正学风，尊重参师，教学相长，使自己成为中医界骨干人才。名医不是自封的，需要同行认可，而社会认可更为重要。让我们互相勉励，为中国中医名医战略实施取得实效多做有益的工作。

王永炎

2005年7月5日

导 读

元代御药院外科太医齐德之所著《外科精义》，是现存较早的外科著作。书中选集元以前医学著作中有关诊治痈疽、疮疡的论述，结合个人临床经验，强调外科诊治整体观念，要求脉证合参，辨证论治，以证遣方，内外兼治。内治开创内消法和托里法两大法则，外治有砭镰、针烙、灸疗、溻渍、追蚀诸法，至今仍在指导临床实践。

一、《外科精义》与作者

齐德之，元代著名医家，籍贯欠详。通晓医术，尤精外科，曾任医学博士和御药院外科太医。从事外科医疗诊治多年，积累了丰富的临床经验，博览群书，于中医外科理论和实践均颇有心得，其中不乏发明独创之处。有感于“历观古今，治疗疮肿方书甚多，其间诊候之法，略而未详，比夫诸科，甚有灭裂”，于是摘录元以前医学著作中有关诊治痈疽、疮疡的论述，主要有《素问》《灵枢》《难经》《针灸甲乙经》《伤寒杂病论》

《千金方》《外台秘要》《太平圣惠方》《圣济总录》等书及古今名医诸家方论，结合个人临床经验，简编类次，贯成篇帙，撰著《外科精义》一书，成书于1335年。

该书对后世外科有较大影响，其学术思想多被各家外科著作继承。《四库全书总目提要》评价很高："是编先论后方，于疮肿诊候，浅深虚实，最为详尽……德之此书，务审病之所以然，而量其阴阳强弱以施疗，故于疡科之中，最为善本。"

书凡二卷，上卷为外科医论，共35篇，论述疮肿诊候入式法、荣卫色脉参应之法、三部脉所主证候、辨疮疽肿虚实法、辨疮肿浅深法、辨疮疽善恶法，以及常见外科疾病诊治概论等，包括疮肿内服及外治诸法，五发疽、附骨疽、阴疮、时毒、疔疖、瘰疬、痔疮等病的论治。下卷载外科常用汤、丸、膏、丹等140余首方剂，详述方剂主治、药物组成、用量服法等，实用价值较高。卷末附有炮制诸药及单方主疗疮肿法，记载了60余味外科常用中药的炮制方法及单方主治疾病。

现存主要版本有：《东垣十书》本，《古今医统正脉全书》本，《四库全书》本，清刊本等。本次整理以明嘉靖八年（1529）重刻《东垣十书》本为底本，个别文字依明嘉靖间梅南书屋刊刻《东垣十书》本及明万历二十九年(1601)吴勉学校刻《古今医统正脉全书》本校改,不出注。底本原为四卷,今依校本改为通行的二卷本。

二、主要学术特点及临床指导意义

1. 主要学术特点

强调疮疡病的整体观。认为外科疮肿是阴阳不和,气血凝滞所致。临诊时要脉证合参并结合全身症状,注意外观形色与脉候虚实,详析疾病阴阳、虚实、表里、脏腑、气血之属,明辨证之善恶、轻重、深浅。治疗上主张以证遣方,内外兼治。内治开创内消、托里法;外治有砭镰、针烙、灸疗、溻渍、追蚀诸法。

批评外科医生"不诊其脉候,专攻治外"。首次把26部脉象变化与外科临床疾病结合起来,对诊脉方法、三部脉所主脏腑病证有详细论述,形成外科疾病脉证合参的重要理论及方法,对外科诊治整体观念的建立作出了贡献。

诊断方面记载辨疮疽肿虚实法、辨疮肿浅深法、辨脓法、辨疮疽善恶法等,至今仍有实用价值。治疗方面创立内消、托里两大法则。"盖疮疽本乎中热之郁结不通也，其风邪寒气所聚也。治之宜温热之剂，和血令内消也。”“凡为疮医，不可一日无托里之药。”

2. 临床指导意义

通过本书的学习，在临床诊治外科疮疽时，首先要树立整体观念，脉证合参，不能头痛医头，脚痛医脚。即使是外科皮肤疾病，也要考虑全身状况，阴阳虚实，结合脉象变化，辨证论治。

有些诊断方法，记述简明扼要，便于临床掌握应用。例如：“凡疮疽肿大，按之乃痛者，脓深也；按之不甚痛者，未成脓也。若按之即复者，有脓也；不复者，无脓也；非脓，必是水也。”

创立外科疮疡治疗的内消、托里两大法则，至今仍在指导临床实践。初起用内消，久病用托里，是两法应用的基本原则，临床可根据实际情况灵活掌握。“夫疮疽丹肿结核瘰疬，初觉有之，即用内消之法。经久不除，气血渐衰，肌寒肉冷，脓汁清稀，毒气不出，疮口不合，或聚肿不赤，结核无脓，外证不明者，并宜托里。”

后世外科在此基础上发展为内治三法，即消、托、补三法，分别用于痈疡发展过程的三个阶段（初起、脓成、溃后）。消法，一般用于痈疡尚未成脓初期，可以使毒散肿消，制止成脓，免于手术切开。主要有解表、通里、清热、温通、祛痰、行气、活血等具体方法。托法，一般用于痈疡中期，出现邪盛毒深，或正虚邪陷，脓成难溃之证。使毒移深就浅，易溃易敛。托法可以分为内托和托补两种，内托以消散透脓为主，兼以扶正；托补是透脓与扶正兼顾。补法，一般用于痈疡后期，气血皆虚，或脾胃、肝肾不足。可以使气血充实，促进溃处生肌收敛。消、托、补三法至今仍是中医外科治疗痈疽的重要治疗原则，临床应用价值很大。

对痈疽、附骨疽、阴疮、疔肿、瘰疬、痔瘘等疾病的辨证论治详细说明，尤其是分别记述麻子疔、石疔、雄疔、雌疔、火疔、烂疔、三十六疔、蛇眼疔、盐肤疔、水洗疔、刀镰疔、浮沤疔、牛拘疔等十三种疔的形色禁忌，临床有参考价值。

外治法中的砭镰、针烙、灸疗、溻渍、追蚀诸法，论述较详。方剂多为《太平圣惠方》《圣济总录》等书中选方，可以作为临床参考。

三、如何学习应用《外科精义》

1. 学习方法

首先要具备古文知识，疑难字词要查阅字典，了解字义，准确理解原书表达的信息。其次通过目录了解原书全貌，知道书中主要内容。然后再认真阅读全书，重要内容反复阅读，必要时可以笔记摘录。

本书上卷主要是理论概述，有些论述前后呼应，阅读时应注意其关联性。例如论疮肿诊候入式法、论荣卫色脉参应之法、论三部所主脏腑病证、论脉证名状二十六种所主病证、论三部脉所主证候、论三部脉所主杂病法诀等内容，都是论述诊脉与外科疾病的关系，阅读时整体考虑，可以加深印象，形成脉证合参的整体观念。下卷为临床常用方剂，可以结合当今临床需求，从中掌握重点方药的主治应用。

书中引用很多元代以前的医学著作，如《黄帝内经》《肘后备急方》《诸病源候论》《千金方》《外台秘要》《简要济众方》《太平圣惠方》《圣济总录》等，如能对这些古籍有所了解，对于学习本书大有裨益。

2. 学习重点

通过论疮肿诊候入式法、论荣卫色脉参应之法、论三部所主脏腑病证、论脉证名状二十六种所主病证、论三部脉所主证候、论三部脉所主杂病法诀等内容的学习，树立脉证合参的整体观念。通过内消法、托里法两篇的学习，掌握初起用内消，久病用托里的基本原则。

提炼辨疮疽肿虚实法、辨疮肿浅深法、辨脓肿、辨疮疽善恶法中与临床密切相关的内容，重点记忆。例如“凡疮疽肿大，按之乃痛者，脓深也；按之不甚痛者，未成脓也。若按之即复者，有脓也；不复者，无脓也；非脓，必是水也。”

对外治法中的砭镰、针烙、灸疗、溻渍、追蚀诸法有所了解。其中砭镰法又称飞针，是用三棱针或刀锋在疮疡患处浅刺皮肤的方法。适应证多为急性的阳证，如丹毒、红丝疔等。针烙法是用粗针蘸香油在炭火或酒精灯上烧红，在脓腔低处向上方斜入烙之，脓即随之流出。适应证多为附骨疽、流痰等肉厚脓深的阴证，或脓熟未溃，或虽溃而脓出不畅者。

方剂中重点掌握“金银花散”，此为托里法代表方剂，主治“发背恶疮，托里止痛排脓”。其他方剂可留意外用方，尤其是注明方剂来源是元代某太医用方，例如追毒散（治一切恶疮，脓水不快者）、大槟榔散（治干湿疥癣）、寸金锭子（治疗痔疾）为太医成子玉方，碧霞锭子（治恶疮透不觉疼痛）为太医陈官宝方，多有临床效验，可以重点记忆，在临床实践中加以验证。

3. 注意事项

本书底本刊刻时间较早，有原书初刻本马云卿(与齐德之同时代人)序，故选用。但是底本原为四卷，今依校本改为通行的二卷本。

胡晓峰

2006年4月

整理说明

元代御药院外科太医齐德之所著《外科精义》是现存较早的外科著作。现存主要版本有:《东垣十书》本,《古今医统正脉全书》本,《四库全书》本,清刊本等。

本次出版以中国中医科学院图书馆所藏明嘉靖八年(1529)重刻《东垣十书》本为底本,个别文字依明嘉靖间梅南书屋刊刻《东垣十书》本及明万历二十九年(1601)吴勉学校刻《古今医统正脉全书》本校改,不出注。

原书竖排改为横排,繁体字、异体字均改为通行简化字,不出注。

底本原为四卷,今依校本改为通行的二卷本,不另加说明。

原书一些通假字,如"麝"作"射"、"巴"作"芭"、"憎"作"增"、"斑"作"班"、"绿"作"碌"、"蓄"作"畜"等,直接改为通行规范字,不出注。

底本有原书初刻本马云卿(与齐德之同时代人)序,校本无,今依底本。

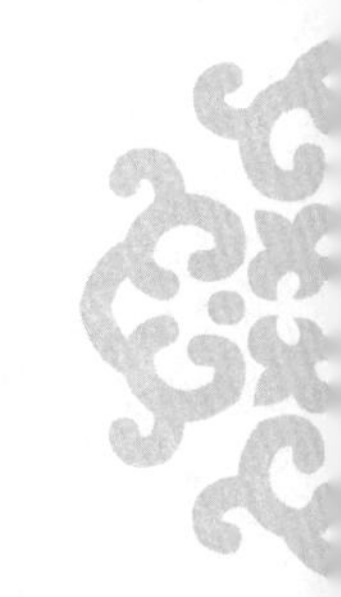

序

尝闻名臣奏疏对策，每及治道，必取喻于医。云保身者，内而元神宜固，外而癣疥宜防，相因之理也。未有元神虚而癣疥可无虞者，未有癣疥得存而元神不至斫者，此治道善喻也。予又以治道喻医。夫内治修而外治不肃，即夷裔得而干之；内治修而外治肃，即轩辕克蚩尤而奏垂裳，虞舜征有苗而臻恭己，是医有内外科亦然。昔神农尝草，黄帝作经，实开万世医学之源。嗣后名医代作，推本二圣人遗义，发其所未发，以启来学。至我御医齐君，邃于医，而于外科尤精。手录古人医说之要，与其平日治法之验者，题曰《外科精义》，属余订正，因读之三复而恍有得焉。夫医之为义实难矣。脉候虽有诀而杳乎人术，方书虽有传而艰于对病。兹集敛博还约，汰粗为精，皆古名家杂著；辨脉论证，一以虚实为据，亲而用之，具得明验。种种在录，察脉证之虚实，实其虚，虚其实，无余义也。第时医少知其义，于凡痈疽疔肿者诸危证，往往不察虚实，局守方药，而概以试之于人，鲜不为其所误，即此篇不可不传于世也。一篇止厘上下二卷，其起死回生，不啬华扁辈秘书。修内攘外，默宗经世之神功；原始要终，备举活人之妙用。医人治国，理同事异。起沉疴于康乂，而养寿命之源者，岂止是方已哉！盖君子胞与民物，视天下之养疴疾痛，粥疾疲癃，若痌瘝乃身，皆有以惕于中而动其不忍。虽发肤身体，苟可以用吾书者，思求以济之，而无所啬，将使斯世共跻寿域，无一不乐生彼泽者，而何有乎札瘥短折之患！语云：不为良相，即为良医。率是义耳，其功讵小补也。至于先事防患，所谓药医于未病者，此又齐君医方言外之深义也。循此义以为治道，则夷氛靖而虏颉消。外攘之绩，非内修之要务耶？君之仁民爱物，自当与天壤不朽云。

宣授保全郎陕西等路医局提举马云卿拜题

目录

卷上……1

论疮肿诊候入式法……1

论荣卫色脉参应之法……2

论持手诀消息法……2

论三部所主脏腑病证……3

论脉证名状二十六种所主病证……7

论三部脉所主证候……11

论三部脉所主杂病法诀……13

论诊候肺疽肺痿法……14

论将护忌慎法……15

论疮疽肿虚实法……17

辨疮肿浅深法……18

辨脓法……19

辨疮疽疖肿证候法……20

辨疮疽善恶法……21

砭镰法……22

贴熁法……23

溻渍疮肿法……24

针烙疮肿法……25

灸疗疮肿法……26

内消法……27
追蚀疮疽肿法……28
托里法……29
止痛法……29
用药增损法……30
疔疮肿权变通类法……30
论五发疽……32
论痈疽……34
论附骨疽……34
论阴疮……35
论时毒……36
论诸疮……37
论丁疮肿……38
辨丁肿十三种形色禁忌……39
论瘰疬治法……41
论痔瘘……42

卷下……44
漏芦汤……44
化毒丹……44
内消丸……45
五利大黄汤……45
内消升麻汤……45
五香连翘汤……46
牡蛎大黄汤……46
和血通气丸……46
地黄煎丸……47
槐角煎丸……47

皂角煎丸……47
苦参散……48
苦参丸……48
肺风丸……48
连翘散……49
竹叶黄芪汤……49
枳壳丸……49
五香汤……49
托里黄芪汤……50
托里茯苓汤……50
托里当归汤……50
托里散……51
托里玄参散……51
内托散……51
内补散……51
内塞散……52
香粉散……52
止痛当归汤……52
黄芪茯苓汤……52
内补防风散……53
伏梁丸……53
温经丸……53
木香溻肿汤……53
升麻溻肿汤……54
溻肿升麻汤……54
猪蹄汤……54
甘草大豆汤……54
溻肿汤……55

洗毒汤……55
浴毒汤……55
何首乌散……55
八仙散……55
消毒汤……56
熨风散……56
应痛丸……57
黄芪丸……57
栀子仁汤……57
葛根牛蒡子汤……57
通气散……58
白丁香散……58
金银花散……58
皂蛤散……59
十香膏……59
犀角膏……60
乳香膏……60
白龙膏……61
消毒膏……61
磨风膏……62
天麻膏……62
善应膏……63
灵应膏……63
翠玉膏……63
追毒散……64
回疮锭子……64
射脓丸……64
替针丸……65

治瘰疬并马老鼠疮……65
翠霞散……65
搜脓散……65
引脓散……65
乳香散……66
钓苓散……66
截疳散……66
抵圣散……67
青金锭子……67
白龙散……67
桃红散……67
槟榔散……68
金黄散……68
生肌散……68
水澄膏……68
拔毒散……69
金露散……69
消毒散……69
大槟榔散……70
天麻散……70
决效散……70
水银膏……70
平肌散……71
神黄散……71
博金散……71
金伤散……72
完肌散……72
定血散……72

碧霞锭子……72
漏芦汤……73
玉粉散……73
香矾散……73
紫金散……73
通耳丹……74
菖蒲锭子……74
寸金锭子……74
熏痔散……74
通灵丸……75
三神丸……75
玉芝饮子……75
平和饮子……75
玄参丸……76
犀角散……76
防风散……76
乌金散……76
刘守真疮论……77
没药膏……78
必效散……78
乌金散……79
抵圣丸……79
应效散……80
白金散……80
如圣散……80
天蛾散……80
必效散……81
蛤粉散……81

治小儿丹瘤……81
治小儿疳口疮……81
治破伤风并洗头风药……81
乌龙丸……82
紫参丸……82
万灵丸……83
治眼……83
治吹奶方……83
治痔疮……83
洗痔……84
寸金丹……84
牙疳药……85
回疮蟾酥锭子……85
乳香托里散……86
四圣旋丁散……86
天丁散……86
万应膏……87
治小儿面湮疮……87
治赤白口疮……87
治干湿疥癣……88
治汤火烧烫……88
治破伤风……88
治破伤……88
治风狗咬破伤风……88
论炮制诸药及单方主疗疮肿法……89
方药索引……98

卷　上

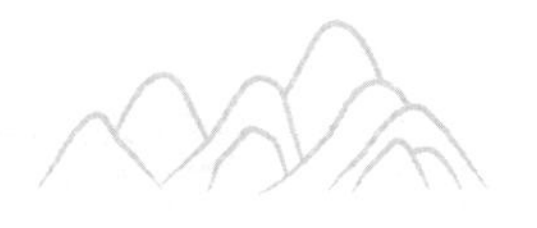

论疮肿诊候入式法

夫医者，人之司命也；脉者，医之大业也。盖医家苟不明脉，则如冥行索途，动致颠覆矣。夫大方脉、妇人、小儿、风科，必先诊脉，后对症处药。独疮科之流，多有不诊其脉候，专攻治外；或有证候疑难，别召方脉诊察，于疮科之辈，甘当浅陋之名。噫！其小哉如是。原夫疮肿之生，皆由阴阳不和，气血凝滞。若不诊候，何以知阴阳勇怯，血气聚散耶？由是观之，则须信疗疮肿于诊候之道，不可阙也。历观古今，治疗疮肿方书甚多，其间诊候之法，略而未详，比夫诸科，甚有灭裂。愚虽不才，辄取《黄帝素问》、《难经》、《灵枢》、《甲乙》及叔和、仲景、扁鹊、华佗、《千金》、《外台》、《圣惠》、《总录》，古今名医诸家方论之中，诊候疮肿之说，简编类次，贯成篇帙。首载诊候入式之法，次论血气色脉参应之源，后明脉之名状、所主证候及疮肿逆从之方，庶使为疮肿科者，览此则判然可晓，了无凝滞于胸次。一朝临疾，诊候至此，则察逆从，决成败，若黑白之易分耳！

论荣卫色脉参应之法

夫天地之道，曰阴与阳；阴阳在人，曰血与气。盖血者荣也，气者卫也；荣者荣于中，卫者卫于外，所以荣行脉中，卫行脉外。脉者，血气之先也。血非脉则焉能荣于中？气非脉则焉能卫于外？二者相资而行，内则通于五脏六腑、十二经络；外则濡于九窍四肢、百节万毛。昼夜循行，如环无端，以成其度，会于寸口，变见于脉。故曰气血者，人之神也；脉者，气血之神也。所以治病之始，五决为纪。盖五决者，五脏之色脉也。脉应于内，色应于外。其色之与脉，当相参应，故曰能合色脉，可以万全也。凡为医先须调明色脉，况为疮科。若于此不精，虽聪惠辩博，亦不足委也。

论持手诀消息法

夫诊候之脉法，常以平旦为纪，阴气未散，阳气未动，饮食未进，气血未乱，经脉未隆，络脉调匀，故乃可诊有疾之脉。若遇仓卒病患，不拘此论。《内经》所谓持脉有道，以虚静为保。但可澄神静虑，调息凝心，视精明，察五色，听音声，问所苦，方始按寸尺，别浮沉，以此参照决死生之分矣。复观患人身形长短肥瘦，老少男女，性情缓急，例各不同，故曰形气相得者生，三五不调者病。谓如室女尼冠脉当濡而弱；婴儿孺子之脉细而疾；三四岁者，呼吸之间，脉当七八至为平。比夫常人，特不同耳！大抵男子先诊左手，女子先诊右手；男子左脉大则顺，女子右脉大则顺。大凡诊脉先以中指揣按掌后高骨，骨下为关；得其关位，然后齐下两左右二指。若臂长人，疏排其指；若臂短人，密排其指。三指停稳，先诊上指曰寸口，浮按消息之，中按消息之，重按消息之，上竟消息之，下竟消息之，推而外之消息之，推而内之消息之，然后先关后尺消息之，一类此。若诊得三部之中，浮沉、滑涩、迟疾不调，何病所主，外观形色，内察脉候，参详处治，以忠告之。不可轻言谈笑，乱说是非，左右瞻望，举止忽略，此医之庸下也。

论三部所主脏腑病证

夫诊候之道，医者之难精也。若非灯下苦辛，勤于记诵，参师访友，昼夜不遑，造次颠沛，寤寐俯仰，存心于此，安能知神圣之妙哉？古人曰：按其脉，知其疾，命曰神，以悟其探赜索隐之妙也。又曰：切其脉，治其病，谓之巧，以明其指别之功也。盖三指相去毫厘之近，主病若千里之远。观夫指别之功，世人固以为难，命曰神，岂容易可至哉？常考于经，脉有三部，寸、关、尺也。从鱼际至高骨，却行一寸曰寸，从寸上一分曰鱼际，从寸至尺曰尺泽，寸后尺前为关。关前为阳，即寸口也；关后为阴，即尺脉也。阳出阴入，以关为界。寸主上焦、头、手、皮毛；关主中焦、腹及腰；尺主下焦、小腹及足。此三部所主大略也。又有左右两手三部，为之六脉也；又有人迎、气口、神门，所主又各不同。盖左手关前曰人迎，右手关前曰气口，两关之后一分即曰神门。故脉法赞曰：肝、心出左，肺、脾出右；肾为命门，俱出尺部；魂魄谷神，皆见寸口。所谓左手关前，心之部也，其经手少阴与手太阳为表里，小肠合为府；左手关上，肝之部也，其经足厥阴与足少阳为表里，胆合为府；左手关后，肾之部也，其经足少阴与足太阳为表里，膀胱合为府；右手关前，肺之部也，其经手太阴与手阳明为表里，大肠合为府；右手关上，脾之部也，其经足太阴与足阳明为表里，胃合为府；右手关后，命门之部也，其经手厥阴与手少阳为表里，三焦合为府，此谓六部所主脏腑十二经之义也。又脉要精微论曰：尺内两旁则季胁也；尺外以候肾，尺里以候腹；中附上，左外以候肝，内以候膈；右外以候胃，内以候脾；上附上，右外以候肺，内以候胸中；

左外以候心，内以候膻中；前以候前，后以候后；上竟上者，胸喉中事也；下竟下者，小腹腰股膝胫足中事也。粗大者，阴不足，阳有余，为热中也。来疾去徐，上实下虚为厥颠疾；来徐去疾，上虚下实为恶风也。故中风者，阳气受也。有脉俱沉细数者，少阴厥也；沉细数散者，寒热也；浮而散者，为眴仆。诸浮而数者，皆在阳，为热，其有躁者在手；诸细而沉者，皆在阴，则为骨痛，其有静者在足。数动一代者，病在阳之脉也。泄及便脓血诸过者，切之涩者，阳气有余也，滑者，阴气有余也。阳气有余为身热无汗，阴气有余为多汗身寒，阴阳有余则无汗身寒。推而外之，内而不外者，有心腹积也；推而内之，外而不内者，身有热也；推而上之，上而不下者，腰足清也；推而下之，下而不上者，头项痛也。按之至骨，脉气少者，腰脊痛而身有痹也。已上诸疾，若非指明心了，乌可得而妙也！又平人气象论曰：一呼脉再动，一吸脉亦再动，呼吸定息，脉行五动，为以大息。不大不小，不长不短，不滑不涩，不浮不沉，不迟不数，命曰平人；平人者，不病也。盖平人之常，气禀乎胃，胃气者，平人之常气也，所以人常禀气于胃，故脉以胃气为本也。《正理论》曰：谷入于胃，脉道乃行。合《灵枢经》云：胃为水谷之海也；又曰：脉应四时曰平信。夫四时之脉，皆以胃气为本，谓春弦、夏洪、秋毛、冬石。春之胃脉，微弦曰平，余皆仿此，逆四时则病矣。若诊妇人之脉，妊身则慎勿乱投汤散。其妇人之脉，诊得少阴脉动甚则有子也；又曰：阴搏阳则有子也；又曰：身汗而无脉者，即有妊也。盖重身者，问其月事，观其体貌，然后主治，不可忽也。又经曰：察色按脉，先别阴阳；盖阴阳者，天地之道也。是以治病者，必求其本，本于阴阳寒暑四时，五脏之根也。以脉言之，则浮沉也；以部言之，则尺寸也。故经云：脉者，阴阳之法，以应五脏，是谓呼出心与肺，吸入肾与肝，呼吸之间，脾受谷味，其脉在中也。以浮沉论之，则曰浮者阳也，沉者阴也。应在脏腑，则浮而大散者心也，浮而短涩者肺也，所以心肺俱浮也；牢而长者肝也，按之而大，举指来实者肾也，所以肝肾俱沉也；迟缓而长者脾也，脾为中州，所以脉在中也。仲景曰：大、浮、数、动、滑，皆阳也；沉、涩、弱、弦、微，皆阴也。阳者热也，阴者寒也，所以寒则脉来沉而迟，热则脉来浮而数。故曰：诸数为热，诸迟为寒，无如此验也。《脉经》曰：诸浮为风，诸紧为痛，诸伏为聚，诸弦为饮，芤者失血，长则气治，短则气病，涩则烦心，大则病进，浮为在表，沉为在里，迟为在脏，数为在腑。又形壮脉细，少气不足以息者危；形瘦脉大，胸中气多者毙。形气相得者生，三五不调者病，三部九候皆相失者死，此先圣诊脉之大法也。故曰：凡治病则察其形气色泽，治之无候其时也。所以形气相得者生，色泽以浮者病易已，脉从四时者可治，脉弱似滑者是有胃气，此皆易治也。若形气相失，或色夭不泽及脉逆四时，或脉实益坚，皆不可治。经所谓必察四难而明告之。又若病热脉静，泄而脉大，脱血脉实，汗后脉躁，此皆难治也。若疮疽之人，脓血大泄，脉滑数者，难治也。凡瘘脓多，或如清泔，脉滑大散，寒热发渴者，治之无功也。若患肺疮者，咳嗽脓血，脉见洪滑，治之难痊矣。大凡诊脉见浮数，应当发热而反恶寒，虽头项拘急，四肢烦痛，或复战栗渴甚者，但有痛处，欲发疮肿也。

论脉证名状二十六种所主病证

夫脉之大体二十六种，此诊脉之纪纲也。细而论之，毫厘少差，举治必远。总而言之，逆从虚实、阴阳而已，两者议之，以要其中。谨于诸家脉法中，撮其机要，翦去繁芜，载其精义。

浮脉之诊，浮于指下，按之不足，举之有余，再再寻之，状如太过，瞥瞥然见于皮毛间。其主表证，或为风，或为虚。浮而大散者心也，浮而短涩者肺也，浮而数者热也。浮数之脉应发热,其不发热而反恶寒者,疮疽之谓也。

洪脉之诊,似浮而大,按举之则泛泛然满三部,其状如水之洪流,波之涌起。其主血实积热。《疮肿论》曰:脉洪大者,疮疽之病进也。如疮疽结脓未成者宜下之,脓溃之后,脉见洪大则难治,若自利者不可救治也。

滑脉之诊,实大相兼,往来流利如珠,按之则累累然滑也。其主或为热,或为虚,此阳脉也。疮疽之病,脓未溃者,宜内消也;脓溃之后,宜托里也,所谓始为热而终为虚也。

数脉之诊,按之则呼吸之间,动及六至,其状似滑而数也。若浮而数则表热也,沉而数则里热也。又曰:诸数为热。仲景曰:脉数不时见则生恶疮也。又曰:肺脉洪数则生疮也。诊诸疮洪数者,里欲有脓结也。

散脉之诊,似浮而散,按之则散而欲去,举之则大而无力。其主气实而血虚,有表无里,疮肿脓溃之后,而烦痛尚未痊退者,诊其脉,洪滑粗散难治也, 以其正气虚而邪气实也。又曰:肢体沉重,肺脉大则毙,谓浮散者也。

芤脉之诊,似浮而软,按之中央空,两边实。其主血虚，或为失血疮肿之病。诊得芤脉，脓溃后易治，以其脉病相应也。

长脉之诊，按之则洪大而长，出于本位。其主阳气有余也。伤寒得之，欲汗出自解也。长而缓者，胃脉也，百病皆愈，谓之长则气治也。

牢脉之诊，按之则实大而弦，且沉且浮，而有牢坚之意，若瘰瘰结肿。诊得牢脉者，不可内消也。

实脉之诊，按举有力而类结曰实。经曰：邪气胜则实，久病则虚，人得此最忌。疮疽之人得此，宜急下之，以其邪气与脏腑俱实故也。

弦脉之诊，按之则紧而弦，其似紧者为弦，如按弦而不移，紧如内绳而转动，以此为异。春脉浮弦而平，不时见则为饮为痛，主寒主虚。《疮疽论》曰：弦洪相搏，外紧内热，欲发疮疽也。

紧脉之诊，似弦而紧，按之如切绳而转动。其主切痛积癖也。疮肿得之，气血沉涩也，亦主痛也。

涩脉之诊，按之则散而复来，举之则细而不足。脉涩则气涩也，亦主血虚。疮肿溃后得之，无妨也。

短脉之诊，按举则不及本位。《内经》曰：短则气病，以其无胃气也。诸病脉短，皆难治也；疮肿脉短，真气短也。

细脉之诊，按之则萦萦如蜘蛛之丝而欲绝，举之如无而似有。细而微，其主亡阳衰也。疮肿之病，脉来细而沉，时直者，里虚而欲变证也。

微脉之诊，按之则软小而极微。其主虚也。真气复者生，邪气胜者危。疮肿之病，溃后脉微而匀举自差也。

迟脉之诊，按举来迟，呼吸定息，方得三至，其状似缓而稍迟。痼疾得之则善，新疾得之则正气虚惫。疮肿得之，溃后自痊。

缓脉之诊，按举似迟，而稍驶于迟。仲景曰：阳脉浮大而濡，阴脉浮大而涩，阴阳同等谓之缓。脉见长缓，百疾自瘳。凡诸疮肿溃后，其脉涩迟缓者皆易愈，以其脉候相应，是有胃气也。

沉脉之诊，举之不足，按之方见如烂绵。其主邪气在脏也。水气得之则逆，此阴脉也。疮肿得之，邪气深也。

伏脉之诊，比沉而伏，举之则无，按之至骨，方得与沉相类，而邪气益深矣。

虚脉之诊，按之不足，迟大而软，轻举指下，豁然而空。经曰：脉虚则血虚。血虚生寒，阳气不足也。疮肿脉虚，宜托里和气养血也。

软脉之诊，按之则如帛在水中，极软而沉细，亦谓之濡。其主胃气弱。疮肿得之，补虚排脓托里。

弱脉之诊，似软而极微，来迟而似有。仲景曰：微弱之脉，绵绵如泻漆之绝。其主血气俱虚，形精不足。大抵疮家沉迟濡弱，皆宜托里。

促脉之诊，按之则去数来，时一止而复来。仲景曰：阳盛则促，主热蓄于里也，下之则和疮肿脉促，亦急下之。

结脉之诊，按之则往来迟缓，时一止而复来。仲景曰：阴盛则结。经曰：促结则生，代则死。

代脉之诊，按之则往来，动则中止不能自还，因而复动者，曰代脉也。代者气衰也，诸病见之不祥。大凡疮肿之病，脉促结者难治，而况见代脉乎！

动脉之诊，见于关上，无头尾，如豆大，厥厥然而动摇者是也。《脉经》曰：阴阳相搏，故谓之动。动于阳则阳气虚而发厥，动于阴则阴气虚而发热，是阳生于尺而动于寸，阴生于寸而动于尺，不可不辨也。

论三部脉所主证候

夫寸关尺者，脉之位也；浮沉滑涩者，脉之体也。奠位分体、指文语证者，诊脉之要道也。《脉经》曰：大凡诊候，两手三部脉滑而迟，不浮不沉，不长不短，去来齐等者，无病也。

寸口脉浮者，伤风也；紧者，伤寒也；弦者，伤食也。浮而缓者，中风也；浮而数者，头痛也；浮而紧者，膈上寒，胁下冷饮也。沉而紧者，心下寒而积痛；沉而弱者，虚损也。缓而迟者，虚寒也。微弱者，血气俱虚也。弦者头痛，心下有水也；双弦者，两胁下痛也。偏绝者，不遂也；俱绝者，不治也。瀞瀞如羹上肥者，阳气微也；连连如蜘蛛丝者，阳气衰也。

关主中焦，胸腹中事。去来徐而缓者，无病也。浮者，腹满而不欲食，胃虚胀也；滑者，客热在胃也；数者，热结中焦也；沉伏者，中焦水气，或呕逆而吞酸也；弱者，胃气虚也，虽有虚热，不可大攻，须防热去则生寒也；牢而实者，腹满响响，噎塞而不通，或复大痛；涩者气逆也，芤则泻血；涩坚大实，按之不减而有力者，中焦实有结伏在胃也；微浮者，积热不消，蛔动心悸也。

尺主下焦，腰肾膝胫足中事也。尺脉浮者，风热小便难也；沉者，腰背痛而肾气不足；数者，脐下热痛，小便赤色而恶寒也；迟者，下焦寒而阴虚也；紧者，脐下小腹急痛也；缓者，脚弱下肿而痿痹也；弱者，下冷而肾气衰也；软者，脚不收而风痹，小便难也；伏者，小腹痛而疝瘕，谷不化也；细者，溏泄而下冷也；芤者，小便涩血而下虚也；牢而小者，足膝寒痹，脚下隐隐疼痛也；细而急者，筋挛不能行也；来而断绝者，男子小腹有滞气也，妇人月水不利也。

论三部脉所主杂病法诀

夫三部之中，俱见一脉，所主杂病，略而言之。《脉经》曰：阳邪来见浮洪，阴邪来见微细，水谷之邪来见实坚，寒癖之邪来见弦小。又曰：浮而滑者宿食也；短而滑者酒病也；迟而滑者胀满也；洪而大者伤寒也；浮而数者伤风也；浮而急者，饮食不消，脾不磨也；沉而弦者，寒气结而阴痛也；浮而缓者，皮肤不仁也；滑而散者，瘫痪也；迟而涩者，寒癥也；浮而涩者，霍乱也；弱而涩者，反胃也；紧而滑者，吐逆也；短而数者，心痛也；弦而数者，为疟也；紧而急者，尸遁也；实小而坚者，病在内而冷也；浮滑而紧者，病在外而热也；短而急者，病在上也；长而缓者，病在下也；长而弦者，病在肝也；滑而洪者，病在心也；微而软者，病在脾也；浮而涩者，病在肺也；沉而紧者，病在肾也。又诀曰：诸浮为风，或为虚也；诸紧为痛，或为积也；诸涩为痹，诸弦为饮，诸数为热，诸迟为寒；芤则为失血，软则为虚。若脉沉沉泽泽，四肢不仁者，亡祟也；或大而懰懰者，社祟也；若脉来乍大乍小，乍短乍长者，鬼祟也。

论诊候肺疽肺痿法

夫肺者，五脏之华盖也，处于胸中，主于气，候于皮毛。劳伤血气，腠理虚而风邪乘之，内感于肺也，则汗出，恶风，咳嗽，短气，鼻塞，项强，胸胁胀满，久久不瘥，已成肺痿也。风中于卫，呼气不入；热至于荣，则吸而不出。所以风伤皮毛，热伤血脉，风热相搏，气血稽留，蕴结于肺，变成疮疽。诊其脉候，寸口脉数而虚者，肺痿也；数而实者，肺疽也。肺痿之候，久嗽不已，汗出过度，重亡津液，便如烂瓜，下如豕脂，小便数而不渴，渴者自愈，欲饮者欲瘥，此由肺多唾涎沫而无脓者，肺痿也。其肺疮之候，口干喘满，咽燥而渴，甚则四肢微肿，咳唾脓血或腥臭浊沫，胸中隐隐微痛者，肺疽也。又《圣惠》曰：中府隐隐而微痛者，肺疽也；上肉微起者，肺疮也。中府者，穴也，在云门下一寸六分，乳肋间动脉应手陷中也。是以候始萌则可救，脓成则多死。若欲知有脓者，但诊其脉，若微紧而数者，未有脓也；紧甚而数者，已有脓也。又《内经》曰：血热则肉败，荣卫不行，必将为脓。大凡肺疮当咳嗽短气，胸满时唾脓血，久久如粳米粥者难治。若呕脓而不止者，亦不可治也，其呕脓而自止者自愈。其脉短而涩者自痊，浮大者难治。其面色当白而反面赤者，此火之克金，皆不可治。

论将护忌慎法

大凡有疮疽生，皆只如黍粟粒许大，其状至微，人多不以为急，此蕴大患，宜速辨之，不可自忽。若能防之于未形，理之于未成，或朝觉而夕治，求治于良医，则必无危困矣。若因循慢忽，询于庸医，致令脓血结聚，委之于命，束手待毙，不以去道远乎！以致筋骨败遗，穿通脏腑，死者十有八九矣，可不慎欤！盖患疮疽之人，托命庸医，任意措置，危殆立至；若用良医，则可保痊愈。用医之际，不可不择，辨之何难？若能饱读经书，久谙证候，汤药熟闲，洞明色脉，性情仁善，孝义忠信，临事不惑，处治有决，方为良医，委用勿疑。然后要在病人自克，不可恚怒悲忧，叫呼忿恨，骄恣情性，信任口腹，驰骋劳役；惟宜清静恬澹耐烦为宜。于患人左右，止息烦杂，切忌打触器物，诸恶音声，争辩是非，咒骂斗殴，及产妇淫男，体气不洁，带酒腥膻，鸡犬乳儿，孳畜禽兽，并须远离。设或亲友重意问疾者，可以预嘱徐行低声，款曲伺候，礼毕躬退，勿令嗟呀，惊怪话旧，引其游赏宴乐，远别亲戚，牵惹情怀，但恐病人心绪凄怆；尤不可乱举方药，徒论虚实，惑乱患人，凝滞不决；只合方便省问，不可久坐多言，劳倦病人，深不长便。夫侍患者，宜须寿近中年，情性沉厚，勤谨耐烦，仁慈智惠，全在调以粥药，无失时节。勿令于患人左右，弹指嗟咨，掩泪窃言，感激病人，甚不利便。饮食之间，忌慎非细，不可不载！畜中勿食驴、马、驼、骡、猪、狗、牛、羖羊等，并杂鱼、龟、鳖、虾、蟹及淹浥臭陈，自死病倒之类，慎勿尝啖。飞禽之中，忌食鹅、鸭、鸿、鹰、雀、鹤、鸳鸯、鹭鸶、鸠、鸽、鸦、鸡雉及能学人言者，慎勿食之。野兽之中，忌食獐、鹿、狐、兔、虎、豹、熊、豺及爪牙害人有毒虫兽，并父母自本命生属，忌慎勿尝啖。菜蔬之中，忌食黄瓜、茄子、兰香、芸苔、胡荽、生菜、蓼、芥、菌、瓠、韭、蒜、葱、薤，慎勿食之。果木之中，忌食桃、杏、枣、栗、李、柰、梨、梅、软枣、红柿、樱桃、胡桃、榛、松、林檎及诸虫蚛未熟之果，慎勿食之。若其疮疽，脓溃肿消，气血虚弱，则可食羊肉、鹌鹑、蔓菁、姜、酱瓜、荠、萝卜及黄白粮米、细米、稀粥、软饭。若至肌肉渐生，思想滋味，则宜食白熟酥饼，虀粥羹汤，熟软温和，稀稠得中，制造如法，勿令太饱；此时尤忌馒头、蒸饼、馎饦、馄饨、肉角、煎饼及炙煿爊煿、煎炒、咸酸、油腻脂肥鱼肉。若至肌肤欲平，恶肉去尽，疮口收敛之际，尚忌起立行步、揖待宾客、房酒宴会、嗔怒、沐浴、登陟台榭、运动肢体、寒暑劳倦；正宜调节饮食，保摄以待，疮瘢平复，精神如故，气力完全，方无所忌。百日内慎勿触犯之。

论疮疽肿虚实法

夫疮疽脓溃，肿毒浸展，证候危恶者，须辨虚实。况夫虚者难补，实者易泻，补泻之法，不可轻用，若或少差，利害甚大。然而虚实证多端，不可不辨。有疮之虚实，有脏腑气血、上下真邪各有虚实，故不同也。分而言之，则肿起坚硬脓稠者，疮疽之实也；肿下软慢脓稀者，疮疽之虚也；泻痢肠鸣，饮食不入，呕吐无时，手足并冷，脉弱皮寒，小便自利，或小便时难，大便滑利，声音不出，精神不爽者，悉脏腑之虚也；大便硬，小便涩，饮食如故，肠满膨胀，胸膈痞闷，肢节疼痛，口苦咽干，烦躁多渴，身热脉大，精神昏塞者，悉脏腑之实也。凡诸疮疽脓水清稀，疮口不合，聚肿不赤，肌寒肉冷，自汗色脱者，气血之虚也；肿起色赤，寒热疼痛，皮肤壮热，脓水稠粘，头目昏重者，气血之实也。头疼鼻塞，目赤心惊，咽喉不利，口舌生疮，烦渴饮冷，睡语咬牙者，上实也；精滑不滞，大便自利，腰脚沉重，睡卧而不宁者，下虚也。肩项不便，四肢沉重，目视不正，睛不了了，食不知味，音嘶色败，四肢浮肿者，真气之虚也；肿焮尤甚，痛不可近，积日不溃，寒热往来，大便秘涩，小便如淋，心神烦闷，恍惚不宁者，邪气之实也。又曰：真气夺则虚，邪气胜则实。又曰：诸痛为实，痒为虚也。又曰：诊其脉洪大而数者实也；微细而软者虚也。虚则补之，和其气托里也；实则泻之，疏利而自导其气。《内经》谓：血实则决之，气虚则掣引之。

辨疮肿浅深法

夫疮候多端，欲辨浅深，直须得法。若不素知方论，而妄生穿凿者，如大匠舍其绳墨，以意度量，安能中于规矩哉？尝闻古人有言曰：多则惑，少则得。简而论之，则疮疽概举有三种：高而软者，发于血脉；肿下而坚者，发于筋；骨肉皮色不相辨者，发于骨髓。又曰：凡疗疮疽，以手按摇，疮肿根牢而大者深也，根小而浮者浅也。又验其人初生疮之时，便觉壮热恶寒，拘急头痛，精神不宁，烦躁饮冷者，其患疮疽必深也；若人虽患疮疽，起居平和，饮食如故，其疾浮浅也。恶疮初生，其头如米粟，微似有痛痒，误触破之，即焮展觉有深意，速服犀角汤及漏芦汤、通气丸等，取通利疏畅，兼用浴毒汤溻渍之类；若浮浅者，纴贴膏求差。以此推之，浅深之辨，始终之次者也。

辨脓法

夫疮肿之疾，毒气已结者，不可论内消之法，即当辨脓生熟浅深，不可妄开，视其可否，不至于危殆矣。凡疮疽肿大，按之乃痛者，脓深也；小按之便痛者，脓浅也；按之不甚痛者，未成脓也。若按之即复者，有脓也；不复者，无脓也；非脓，必是水也。若发肿都软而不痛者，血瘤也；发肿日渐增长而不大热，时时牵痛者，气瘤也；气结微肿，久而不消，后亦成脓，此是寒热所为也，留积经久，极阴生阳，寒化为热，以此溃必多成瘘，宜早服内塞散以排之。诸瘿瘤疣赘等，至年衰皆自内溃，若于年壮，可无后忧也。又凡疔痈疽，以手掩其上大热者，脓成自软也；若其上薄皮剥起者，脓浅也；其肿不甚热者，脓未成也；若患瘰疬结核，寒热发渴，经久不消者，其人面色痿黄，被热上蒸，已成脓也。至于脏腑肠胃，内疮内疽，其疾隐而不见。目既不见，手不能近，所为至难，可以诊其脉而辨之，亦可知矣。有患胃脘痈者，当候胃脉，人迎者，胃脉也。其脉沉细者，气逆则甚，甚则热聚胃口而不行，胃脘而为痈也；

若其脉洪数者，脓已成也；设脉迟紧，虽脓未就，已有瘀血也，宜急治之，不尔则邪毒内攻，腐烂肠胃，不可救也。又肺痈论曰：始萌则可救，脓成即死，不可不慎也。久久咳脓如粳米粥者不治，呕脓而止者自愈也。又肠痈论曰：或绕脐生疮，脓从疮出者，有出脐中者，惟大便下脓血者自愈也。

辨疮疽疖肿证候法

夫疮疽疖肿，其名甚多，载之纷纭，方书百绪，及至临疾，治之无据，不知所以。《内经》曰：知其要者，一言而终；不知其要者，流散无穷。愚虽不才，姑揣其要而言之。热发于皮肤之间，是以浮肿根小，至大不过二三寸者，疖也；六腑积热，腾出于外，肌肉之间，其发暴甚，肿皮光软，侵展广大者，痈也；五脏风积热攻，焮于肌骨，风毒猛暴，初生一头如痞瘰白焦枯，触之应心者，疽也。夫痈疽发于六腑，若燎原之火，外溃肤肉。疽生五脏，沉涩难疗，若陶室之燧，内消骨髓。痈则易疗，惟难将息而迟瘥；疽则难疗，易得痊复。夫疖与疮，初生并宜灸之，谓其气本浮达，以导其热，令速畅也；疽则烙不宜灸，谓其气本深沉，须达其原也。凡疮疽生于外，皆由热毒蕴于内。明乎三者，肿毒丹疹，可以类推矣。盖皮肤微高起而肌厚，或痛或痒，移走无常者，谓之肿。有因风而得之者，有因风热相搏而得之者，肿硬色白。因热而得之者，肿焮色赤。因风热相搏而得之者，久久而不消。热胜于风，若不即治，血不流通，与气乘之以成脓也。又曰：风多则痒，热多则痛，此为验也。又有丹毒者，谓人身忽然变赤，如涂丹之状，故谓之丹毒，世俗有云赤瘤；或因有疮，误而相触，四畔焮赤，谓之疮瘤。凡丹毒之疾，皆游走不定，状如云气者是也。小儿得之，最忌百日之内，谓之胎瘤。以其气血嫩弱，脏腑柔脆，难任镰针，所以忌也。又颈腋之间而生结核，初如豆粒，或如梅李核，累累相连，历历三五枚，久久不消，以渐长大，或发寒热者，谓之瘰疬。有风毒者得于风，热毒者得之于热，气毒者得之于气，悉由风热邪气蕴经所成，证候不同，治之者亦各异矣。

辨疮疽善恶法

夫疮疽证候，善恶逆从，不可不辨。从来医疮，概举五善七恶，殊不知此特谓肠胃之内，脏腑疮疽所论之证也。发背、脑疽，别有善恶之证，载之于后。盖七恶者，烦躁时嗽，腹痛渴甚，或泄痢无度，或小便如淋者，一恶也；脓血既泄，肿焮尤甚，脓色败臭，痛不可近，二恶也；目视不正，黑睛紧小，白睛青赤，瞳子上看，三恶也；喘粗短气，恍惚嗜卧，四恶也；肩背不便，四肢沉重，五恶也；不能下食，服药而呕，食不知味，六恶也；声嘶色败，唇鼻青赤，面目四肢浮肿者，七恶也。动息自宁，饮食知味，一善也；便利调匀，二善也；脓溃肿消，水鲜不臭，三善也；神彩精明，语声清亮，四善也；体气平和，五善也。病有证合七恶，皮急紧而如善者；病有证合五善，而皮缓虚如恶者。夫如是者，岂浅识之所知哉！只知五善并至，则善无以加矣；七恶并至，见恶之极矣。愚意裁之，凡患疮疽之时，五善之中，乍见一二善证，疮亦回也；七恶之内，忽见一二恶证，宜深惧之。大抵证候，疮疽之发，虚中见恶证者，不可救也；实证无恶候者，自愈。大凡脓溃之后而烦疼，尚未痊者，诊其脉洪滑粗散者，难疗；微涩迟缓者，易痊。此善恶之证，于诊候之中，亦可知也。发背、脑疽及诸恶疮，别有五逆之证者，白睛青黑而眼小，服药而呕，伤痛渴甚，膊项中不便，音嘶色败者，是为五逆。其余热渴痢呕，盖毒气入里，脏腑之伤也，当随证以治之。

砭镰法

夫上古制砭石大小者，随病所宜也。《内经》谓针石、砭石、镵针，其实一也。今时用镰者，从《圣济总录·丹毒论》曰：法用镰割出血，明不可缓也。合扁鹊云：病在血脉者，治之以砭石。此举《素问》血实宜决之，又气血形志论曰：形乐志乐，病生于内，治之砭石。盖砭石者，亦东方来，为其东方之民，其病多疮疡，其法宜砭石。砭石之用，自有证候，非止丹瘤也。但见肿起色赤，游走不定，宜急镰之。先以生油涂赤上，以镰镰之，要在决泄其毒。然而此法不可轻用，忌其太深。《内经》所谓刺皮无伤肉，以其九针之用，而各有所宜也。砭镰之法，虽治疮疽，不可轻用。

贴熁法

夫疮肿之生于外者，由热毒之气蕴结于内也。盖肿于外，有生头者，有漫肿者，有皮厚者，有皮薄者，有毒气深者，有毒气浅者；有宜用温药贴熁者，有宜用凉药贴熁者，有可以干换其药者，有可以湿换其药者，深浅不同，用药亦异，是以不可不辨也。若疮肿初生，似有头者，即当贴温热药，引出其热毒，火就燥之义也。于四畔赤焮处，捣生寒药贴熁之，折伏其热势，驱逐其邪恶，扑火之义也。夫生寒药势，气力精全，性味雄健。或有疗者，不本物理，皆通用药草膏之类，有势力微，欲使尪瘠者，敌其勇夫，不亦难乎！又有粗工不审逆从，便用寒药敷贴，趁逐邪毒，复入于内，归于肝心，十死八九矣。大抵敷贴之法，欲消散肿毒，血脉疏通，寒热逆从，断其去就焉，慎不可执方无权，安能散于郁结，不成脓乎！其肿皮厚者，以故软布，或以纸花子涂药贴熁之，待其药干换；肿皮薄者，即用疏纱，或薄纸涂药贴熁之，其药未干，即当换之。若至脓溃之后，即贴温肌生肉膏药，要在逐臭腐，排恶汁，取死肌，生良肉，全借温热膏剂之力也，切勿用寒凉之药水调贴之。夫血脉喜温而恶寒，若着冷气过理，即血滞难瘥矣。

溻渍疮肿法

夫溻渍疮肿之法，宣通行表，发散邪气，使疮内消也，盖汤水有荡涤之功。古人有论：疮肿初生，经一二日不退，即须用汤水淋射之。其在四肢者溻渍之，其在腰腹背者淋射之，其在下部委曲者浴渍之。此谓疏导腠理，通调血脉，使无凝滞也。且如药二两，用水二升为则，煎取一升半，以净帛或新绵蘸药水，稍热溻其患处，渐渐喜溻淋浴之，稍凉则急令再换，慎勿冷用。夫血气得寒则凝涩，得热则淖泽。日用五七次，病甚者日夜不住，或十数次，肿消痛止为验，此治疮肿神良之法也。

针烙疮肿法

夫疮疽之疾，证候不一；针烙之法，实非小端。盖有浅有深，有迟有速，宜与不宜，不可不辨。盖疽肿皮厚口小肿多，脓水出不快者，宜用针烙。疖皮薄，惟用针以决其脓血，不可烙也。如其未成脓已前，不可以诸药贴熁溻渍救疗，以待自消；久久不消，内溃成脓，即当弃药，从其针烙。当用火针，如似火箸，磨令头尖如枣核样圆滑，用灯焰烧，须臾作炬，数揾油烧令赤，于疮头近下烙之，一烙不透，即须再烙令透，要在脓水易出，不假按抑。近代良医，仓卒之际，但以金银铁铤，其样如针者，可通用之，实在泄其毒也。或只以木炭熟火猛烧通赤，蘸油烙之尤妙。烙后实者捻发为纴，虚者以纸为纴，于纴上蘸药纴之，上以帛摊温热软粘膏药贴之，常令滋润，勿令燥也。夫疮疽既作，毒热聚攻，蚀其膏膜肌肉腐烂，若不针烙，毒气无从而解，脓淤无从而泄。过时不烙，反攻其内，内既消败，欲望其生，岂可得乎？嗟乎！此疾针烙取差，实为当理，然忌太早，亦忌稍迟。尝见粗工不审其证浅深，妄施针烙之法，或疮深针浅烙，毒气不得泄，以致内溃；或疮浅烙深，误伤良肉，筋骨腐烂；或抑擦掀动，加益烦痛；或针之不当，别处作头；或即时无脓，经久方溃，遂使痛中加痛，真气转伤。详其所由，不遇良医也。以此推之，凡用医者，不可不择，纵常医疗之得痊者幸矣！

灸疗疮肿法

夫疽则宜灸不宜烙，痈则宜烙不宜灸，丹瘤肿毒宜溻渍之，肿皮光软则针开之，以泄其毒。治疮之手法，迨不过此，而各有所宜。故《圣惠方》论曰：认是疽疮，便宜灸之一二百壮，如绿豆许大，灸后觉似焮痛，经一宿，乃是火气下彻，肿内热气被火导之，随火而出，所以然也。若其疮痒，宜隔豉饼子灸之，其饼须以椒姜盐葱相和，烂捣捏作饼子，厚薄如折三钱以来，当疮头豉饼子上灸之。若觉太热即抬起，又安其上饼子若干，更换新者尤佳。若其疮痛，即须急灸，壮数多为妙。若其脓已成者，慎不可灸，即便针开之，即得瘥也。若诸疮经久不瘥，变成瘘者，宜用硫黄灸法灸之。其法：硫黄一块，可疮口大小安之，别取少许硫黄，于火上烧，用钗尖挑起，点硫黄令着三五遍，取脓水干差为度。若其发背初生，即宜上饼灸法灸之。初觉背上有疮疼痒颇异，认是发背，即取净土水和捻作饼子，径一寸，厚二分，贴着疮上，以艾作炷灸之，一炷一易饼子。其疮粟米大时，可灸七七炷；其疮如钱许大，日夜不住灸，以瘥为度。已上数法，并依本方，一一亲验，所以载之。愚谓疮医自幼至老，凡所经验，必须写之。尝记痈瘘恶疮，诸医不验者，取蛴螬，剪去两头，安疮口上，以艾灸之，七炷一易，不过七枚，无不效者。又法：用乞火婆虫灸之，同前法，累验之神效，人皆秘之，往往父子不传。又法：赤皮蒜捣烂，焊作饼子，一如豆豉饼子灸法灸之，弥佳。

内消法

夫疮疽丹肿之生，皆由阴阳不调，荣卫凝涩，气血不流之所生也。古人有言曰：阳滞于阴则生疮，阴滞于阳则生疽。疮疽之生，有内有外，内生于脏腑胸腹之中，外则生于肤肉筋骨之表，发无定处。夫郁滞之本，则因气血不流，蒸气不能外达，留滞而成内热，疮疽所生焉。若初觉气血郁滞，皮肉结聚，肿而未溃，特可疏涤风热，通利脏腑一二行，徐次诸汤溻渍，即得内消矣。不然，则治之稍慢，毒热不散，反攻其内，致令脓血之聚也。《内经》谓：治病必求于本。盖疮疽本乎中热之郁结不通也，其风邪寒气所聚也。治之宜温热之剂，和血令内消也。辨之有法，须认风寒则肿硬色白，热毒则焮肿色赤，以为异也。如有气已结聚，不可论内消之法，宜用排脓托里之药，此者先后之次也。

追蚀疮疽肿法

夫疮疡生于外，皆由积热蕴于内。《内经》谓：血热肉败，荣卫不行，必将为脓，留于节腠，必将为败。盖疮疽脓溃烂之时，头小未破，疮口未开，或毒气不出，疼痛难任者，所以立追蚀脓之方法，使毒气外泄，而不内攻，恶肉易去，好肉易生也。若其疮纴，其血出不止者，则未可纴；于疮上掺追蚀之药，待其熟可纴方纴。若其疮纴之痛应心根者，亦不可强纴之。误触其疮，其焮痛必倍，变证不无，不可不慎也！若疮疖脓成未破，于上薄皮剥起者，即当用破头代针之剂安其上，以膏贴之。脓出之后，用搜脓化毒之药，取效如神矣。若脓血未尽，便用生肌敛疮之剂，务其早愈。殊不知恶肉未尽，其疮早合，后必再发，不可不慎也！

托里法

夫疮疽丹肿结核瘰疬，初觉有之，即用内消之法。经久不除，气血渐衰，肌寒肉冷，脓汁清稀，毒气不出，疮口不合，或聚肿不赤，结核无脓，外证不明者，并宜托里。脓未成者，使脓早成；脓已溃者，使新肉早生。血气虚者，托里补之；阴阳不和，托里调之。大抵托里之法，使疮无变坏之证。凡为疮医，不可一日无托里之药。然而寒热温凉，烦渴利呕，临证宜审其缓急耳！

止痛法

夫疮疽之证候不同，寒热虚实皆能为痛，止痛之法，殊非一端。世人皆谓乳、没珍贵之药，可住疼痛，殊不知临病制宜，自有方法。盖热毒之痛者，以寒凉之剂折其热，则痛自止也；寒邪之痛，以温热之药熨其寒，则痛自除矣。因风而有痛者，除其风；因湿而痛者，导其湿；燥而痛者润之；塞而痛者通之；虚而痛者补之；实而痛者泻之；因脓郁而闭者开之；恶肉侵溃者引之；阴阳不和者调之；经络秘涩者利之。临机应变，方为上医，不可执方而无权也。

用药增损法

古人用药，因病制宜，治不执方，随病增损。疗积聚补益，可用丸药以从旧，不改方增损。盖疮疽危要之际，证候多种，安有执方之论，固可临时加减，以从其法。只如发背、脑疽、恶丁、肿脓溃前后虚而头痛者，于托里药内加五味子；恍惚不宁加人参、茯苓；虚而发热者，加地黄、栝蒌根；往来寒热者，并潮热者，加柴胡、地骨皮；渴不止者，加知母、赤小豆；大便不通者，加大黄、芒硝；小便不通者，加木通、灯草；虚烦者，加枸杞子、天门冬；自利者，加厚朴；四肢厥逆者，加附子、生姜；呕逆者，加丁香、藿香；多痰者，加半夏并陈皮；脓多者，加当归、川芎；痛甚者，加芍药、乳香；肌肉迟生者，加白蔹、官桂；有风邪者，加独活、防风；心惊怯者，加丹砂；口目瞤动者，加羌活、细辛。愚虽不才，自幼及老，凡治疮疽，常依此法加减用药，取效如神。后之学者，宜细详焉。

疗疮肿权变通类法

夫疮疽之病，治疗多方，总而论之，各有所宜。补泻淋溻及敷扫贴熁，针镰灸烙，用之不同。盖知其道也，举治必效；昧于理者，利害不无。尝见以寒疗热，以热疗寒，古今之通论也。又有检方疗病，妄制加减，以意裁之，自以为可。殊不知病有逆从，治有缓急，法有正权，方有奇偶，用有轻重。夫医者意也，得其意，然后能变通也；达其变通者，悟其道而省其理也，则左右逢其源矣。愚虽不才，略陈万一。尝见治寒以热而寒弥甚，治热以寒而热弥炽者，何也？盖不知五脏有阴阳之性，其可因其类而取之也。假如心实生热者，当益其肾，肾水滋，热将自除；肾水虚生寒，当补心，心火既降，寒将自除。此所谓寒之而热者取之阴，热之而寒者取之阳也。又寒因热用，热因寒用，要在通其理类而已。又闻微者逆之，甚者从之，何谓也？盖治寒以热，必凉而行之，治热以寒，必温而行之，此亦欲其调和也。其间有正有权者何也？盖病有微有甚，微者逆治，理之正也；甚者从治，理之权也。然为疮科，于补泻、汗下、标本、逆从、正权之理，乌可阙而不知也。大凡治疗疮疽之要法曰：初觉热毒发热，郁结而作疮疽，一二日宜先服五利汤，荡涤邪气，疏通脏腑，令内消也。古今汤法，谓切锉㕮咀如麻豆大，以猛火急煎，无令过熟，欲其速利也。次有丸散，宣导血脉，渐次消磨，令缓散也。助以淋溻，调和荣卫，行经络也。更当膏润温养，兼磨傅四畔贴熁之药，顺其阴阳也。追蚀托里，汗下调补，临时制宜；浅深缓急，自有等差；男女贵贱，亦当别论。晋尚书褚澄曰：寡妇尼僧，异于妻妾，虽无房室之劳，而有忧思之苦。此深达其情者也。又仲景云：物性刚柔，餐居亦异，治亦不同也。所以黄帝有四方之问，岐伯举四治之能。况病之新旧，形志乐苦，岂可执方无权，以求其愈疾哉？亦有疮疽肿痛，初生一二日，便觉脉沉细而烦闷，脏腑弱而皮寒，邪毒猛暴，恍惚不宁，外证深沉者，亦宜即当用托里散或增损茯苓汤，及温热之剂以从治之。

论五发疽

夫五发者，谓痈疽生于脑、背、眉、髯、鬓是也。大概论之，分为三等。一者疽也，二者痈也，三者疖也。夫疽初生，如黍米大，痒痛有异，误触破之，即焮展四畔，赤肿沉闷，牵引胁肋疼痛；数日之后，渐觉肌肤壮热，恶寒烦渴，肿晕侵展，熛浆汁出，积日不溃，抑之则流血者，谓之发背疽也。其发于脑者，为脑疽也；其发于鬓、眉、髯者，以类呼也。又有初生，其状无头，肿阔三四寸，始觉注闷疼痛，因循数日，皮光微软者，甚则亦令人发热恶寒，头痛烦渴者，谓之发背痈也。又有初生一头，色浮赤而无根，肿见于皮肤之间，大小一二寸者，疖也。三者之候，惟疽最重。此疾初生，皆曰滋味与厚衣。衣服厚暖，则表易招寒；滋味过多，则五脏生热。脏腑积热，则血脉不流，而毒气凝滞，邪气伏留，热搏于血，血聚则肉溃成疮，浅则为疖，实则为痈，深则为疽矣。亦有因服金石发动而患此疾者，亦有平生不服金石药而亦患此疾者，盖由上祖曾服饵者，其毒气流传子孙。此病初生认是疽，则宜速疗之。若气实之人，急服五香连翘汤、漏芦汤；若年几未五十，少壮实者，可服五利大黄汤、化毒丸，取通利脏腑一二行。疮头上用追毒散之类，贴温热膏剂，更溻肿汤、溃毒汤淋溻之。如此调治，以待脓成，已前不可以诸药救疗，以安患人之心，慎勿恼触，着至脓成败溃，宜服五香汤及内托里散、茯苓汤、当归托里散之类；渴不止者，服竹叶黄芪汤、乳香散，勿为大热服大黄、朴硝苦寒之药。若因服利药而利不止者死矣。若疮中恶肉未退，脓水不快者，即用追蚀之药，或铤子纴之，上用鹿角散，以醋熬为糊贴之。恶肉退去，好肉渐生，即用搜脓散、翠霞散之类纴之。若疮中毒气未尽，慎勿早敛，忌早上生肌之药；纵得平复，必再发。其间调理次第，临时制宜，将护忌慎之法耳！

论痈疽

夫疮肿之患，莫大乎痈疽。然而痈疽何以别之？经所谓荣卫稽留于经脉之中则涩不行，血脉不行则阳气郁遏而不通，故生大热，热毒之气腾出于外，蓄结为痈。久而不散，热气乘之，腐化为脓，然而骨髓不焦枯，腑脏不伤败，可治而愈也。何为疽？五脏风毒积热，毒热炽甚，下陷肌肤，骨髓皆枯，血气涸竭，其肿色夭，坚如牛领之皮，故命曰疽。痈者，其肿皮薄以泽，此其候也。痈疽之生，有内有外，内生胸腹脏腑之中，外生肤肉筋骨之表。凡此二毒，发无定处，而有常名。夫郁滞之本，始于喜怒忧乐，不时饮食，居处不节，或金石草药之发动，寒暑燥湿之不调，使阴阳之不平而蕴结，外使荣卫凝涩而腐溃。轻者起于六腑，浮达而为痈，气行经络而浮也；重者发于五脏，沉涩而为疽，气行经络而沉也。明乎二者，肿毒丹疹可以类推矣。

论附骨疽

夫附骨疽者，以其毒气深沉附着于骨也。此疾与贼风相类而不同，人不能辨治之误矣。盖附骨疽者，由秋夏露卧，为冷折之，风热伏结，附骨成疽。贼风之候，由风邪之气搏于骨节，故其痛深彻骨髓，遇寒则痛甚。附骨疽痛而不能转，初按之应骨，皮肉微急，洪洪如肥状者是也。其贼风，皮骨不甚热，而索索恶寒，时复汗出，常欲热熨痛处，即得少宽。其附骨疽初时但痛无时，乍寒乍热而无汗者，经久不消，极阴生阳，寒化为热而溃也。贼风不治，久而变为弯曲偏枯，所以不同也。认是贼风，则服引越脾治风之剂，即得差矣。认是附骨疽，急宜服漏芦汤，或五香连翘散疏下之，次用内消升麻汤及溻溃膏贴之类，纵不能消，亦得浮浅。及有缓疽、石疽，与附骨疽亦相类矣。异者，盖缓疽、石疽皆寒气所作，深伏于骨髓之间，有肿与皮肉相似。若疼而坚硬如石，故谓之石疽；缓疽其热缓慢，积日不溃，久乃亦紫黯色，皮肉俱烂，故名曰缓疽。此二者其治，初觉便宜补虚托里温热之剂，以取消矣；其次调治，临疾制宜，故不复俱载矣。

论阴疮

夫阴疮者，大概有三等：一者湿阴疮；二者妒精疮；三者阴蚀疮，又曰下疳疮。盖湿疮者，由肾经虚弱，风湿相搏，邪气乘之，搔痒成疮，浸淫汗出，状如疥癣者是也；妒精者，由壮年精气盈满，久旷房室，阴上生疮，赤肿作臼，妨闷痒痛者是也；阴蚀疮者，由肾脏虚邪，热结下焦，经络痞涩，气血不行，或房劳洗浴不洁，以致生疮。隐忍不医，焮肿尤甚，袖疮在里，措手无方，疼痛注闷；或小便如淋，阴丸肿痛是也。或经十数日，溃烂血脓，肌肉侵蚀；或血出不止，以成下疳。若身体壮热，烦渴恶寒，宜急治之。以大豆甘草汤渍之，渍毒汤等洗浴之；服五香连翘汤、漏芦汤等疏之，更以截疳抵圣散干掺之，四畔用磨风膏温润之，后以将护忌慎之。渴不止者，服竹叶黄芪汤；大便软者，宜服托里茯苓调治之。夫如是，则无不差矣。

论时毒

夫时毒者，为四时邪毒之气而感之于人也。其候发于鼻、面、耳、项、咽喉，赤肿无头，或结核有根，令人增寒发热，头痛肢体痛，甚者恍惚不宁，咽喉闭塞。人不识者，将为伤寒，便服解药，一二日，肿气增益方悟，始召疮医。原夫此疾，古无方论，世俗通为丹瘤，病家恶言时毒，切恐传染。考之于经曰：人身忽经变赤，状如涂丹，谓之丹毒。此风热恶毒所为，谓之丹瘤，与夫时毒特不同耳！盖时毒者，感四时不正之气，初发状如伤寒，五七日之间乃能杀人，治之宜精辨之。先诊其脉，滑、数、浮、洪、沉、紧、弦、涩，皆其候也。盖浮数者，邪气在表也；沉涩者，邪气深也。认是时毒，气实之人，急服化毒丹以攻之；热实以不利，大黄汤下之；其有表证者，解毒升麻汤以发之；或年高气软者，五香连翘汤主之。又于鼻内嗅通气散，取十余嚏作效；若嗅药不嚏者，不可治之；如嚏出脓血者，治之必愈。如左右看病之人，日日用嗅药嚏之，必不传染，切须忌之。其病人每日用嚏药三五次，以泄热毒，此治时毒之良法也。经三四日不解者，不可大下，犹宜和解之，服犀角散、连翘散之类；至七八日，大小便通利，头面肿起高赤者，可服托里散、黄芪散，宜针镰砭割出血，泄其毒气，十日外不治自愈也。此病若五日已前，精神昏乱，咽喉闭塞，语声不出，头面不肿，食不知味者，必死之候，治之无功矣。然而此疾，有阴有阳，有可汗，有可下。尝见粗工但云热毒，只有寒药，殊不知病有微甚，治有逆从，不可不审矣。

论诸疮

夫诸疮之生，其类甚多种。大小方书，载之纷纷。以要而论，概举四等。一者，因于气血稽留，而结于内者，谓肠胃之中痈疽是也；二者，因于气血稽留，而结于外者，谓十丁、九瘘、五痔之类是也；三者，不因气血而为疮，谓堕仆并金刃汤火灸烙，而伤皮肉之类是也；四者，不因气血而骨肉损伤者，谓虫兽爪牙所害之类是也。然而四等，皆不难损于肌肤，害于筋骨，不必具载。今于随方条下，该说治证，以法附之，为治之者，临疾制宜，适事为故耳！

论丁疮肿

夫丁疮者，以其疮形如丁盖之状者是也。古方论之，凡有十种，华元化载之五色丁，《千金方》说丁疮有十三种，以至《外台秘要》神巧万全，其论颇同，然皆不离于气客于经络五脏，内蕴毒热。初生一头凹肿痛，青、黄、赤、黑无复定色，便令烦躁闷乱，或增寒头痛，或呕吐心逆，以针刺疮，不痛无血，是其候也。其候本因甘肥过度，不慎房酒，以致邪毒蓄结，遂生丁疮。《内经》曰：膏粱之实，足生丁疮，此之谓也。其治之法，急于艾炷灸之，若不觉痛者，针丁四边，皆令血出，以回疮锭子，从针孔纴之，上用膏药贴之，仍服五香连翘汤、漏芦汤等疏下之为效；若或针之不痛无血者，以猛火烧铁针通赤，于疮上烙之，令如焦炭，取痛为效，亦纴前锭子，用膏药贴之，经一二日脓溃根出，服托里汤散，依常疗之，以取平复。如针不痛，其人眼黑，或见火光者，不可治也，此邪毒之气，入脏腑故也。《养生方》云：人汗入食肉，食之则生丁疮，不可不慎也！

辨丁肿十三种形色禁忌

凡疗丁肿，皆刺疮心至痛处，又刺四边十余下，令血出，去血傅药，药力得入针孔中，则佳。若不达里，药力不到，又看口中颊边舌上，有赤黑如珠子者是也。疮上按之碜痛应心者是。秋冬寒毒，久结皮肤中，变作此疮，不急疗之，日夜根长，流入诸脉数道，如箭入身，颤掉不已。若不慎口味房室，死不旋踵。经五六日不差，眼中见火光，心神昏昧，口干心烦，呕吐不定，宜速治之。

一曰麻子丁。其状肉起头如黍米，色稍黑，四边微赤，多痒。忌食麻子油、衣布衣，并入麻田中行。

二曰石丁。其状皮肉相连，色如黑豆甚硬，刺之不入，肉微痛。忌瓦砾砖石之属。

三曰雄丁。其状疱头黑靥，四畔仰疱浆起有水出，色黄大如钱孔，形高者。忌房室。

四曰雌丁。其状疮稍黄，向里靥，亦似灸疮，四面疱浆起，心凹，色赤如钱孔者。忌房室。

五曰火丁。其状如汤火烧灼，疮头黑靥，四边有烟浆，又如赤粟米者。忌火烧烙。

六曰烂丁。其状稍黑，有白斑，疮中溃有脓水流出，疮形大小如匙面者。忌沸热食烂物。

七曰三十六丁。其状头黑浮起，形如黑豆，四畔起赤色，今日生一，明日生二，及至十。若满三十六，药所不能治，未满三十六可治。忌嗔怒蓄积愁恨。

八曰蛇眼丁。其状疮头黑，皮浮生，形如小豆，状似蛇眼大，体硬。忌恶眼人看，并嫉妒人见，忌毒药。

九曰盐肤丁。其状大如匙面，四边皆赤，有黑粟粒起。食盐大忌。

十曰水洗丁。其状大如钱，形如钱孔，疮头白，里黑靥，汁出，中硬。忌饮浆水、水洗、渡河。

十一曰刀镰丁。其状阔狭如薤叶大，长一寸，左侧肉黑如烧烙。忌刺及刀镰切割、铁刃所伤。可以药治，不可乱攻。

十二曰浮沤丁。其状疮体曲圆，少许不合，长而狭，如薤叶大，内黄外黑，黑处刺之不痛，黄处刺之痛。

十三曰牛拘丁。其状肉色，疱起掐不破。

上十三种丁疮，初起疮心先痒后痛，先寒后热，热定则寒，多四肢沉重，心惊眼花。若大重者则呕逆，呕逆者难治。其麻子丁一种，始末惟痒。初录忌者，不得触犯，触犯者，发作难治。疗其浮沤丁、牛拘丁两种，无所禁忌，纵不疗，亦不能杀人。其状寒热与诸丁不同，皆宜将护依法治疗，禁忌勿得触犯；若或触犯，脊强疮痛极甚，不可忍者是也。又云：丁肿初发时，突起如丁盖，故谓之丁。令人恶心恶寒，四肢强痛，一二日疮变为焦黑色，肿大光起根硬。刺之不觉痛，皆其候也。在手足头面，胸背骨节间，最急。其余处则可毒入腹，则烦闷恍惚似醉，如此者，三二日死矣，皆不可不速治也。

论瘰疬治法

夫瘰疬之病，其名甚多。《巢氏病源》载之三十六种，《千金》《圣惠》所论瘰疬九漏总论，说有风毒、热毒、气毒之异，瘰疬、结核、寒热之殊。其本皆由恚怒气逆，忧思过甚，风热邪气内搏于肝。盖怒伤肝，肝主筋，故令筋蓄结而肿，其候多生于颈腋之间，结聚成核。初如豆粒，后若梅李核，累累相连，大小无定。初觉憎寒壮热，咽项强痛，肿结不消者，当便服五香连翘汤或牡蛎大黄汤，疏下三两行，于上贴十香膏、乌犀膏，及用淋溻肿汤、溃毒汤，时复淋溻。如此救疗，即得消散。若未消散,可服内消丸或皂角丸之类,渐以求差。若肿结深硬,荏苒月日,不能内消者,久必成脓。若肿高而稍软,其人面色萎黄,皮肤壮热上蒸,脓已成也,可以针决核中,令其溃散,则易愈也。治法如疮法,于疮口中用追毒蚀肉铤子纴之,于上用乌犀十香膏等贴之,及托里之剂和之。经久不差,或愈而复发,或别处自穴脓水透出,流津不止,肌体羸瘦者,变成九瘘。《内经》曰:陷脉为瘘,留连内腠。即此病也,可用蒜饼子灸之,然后疮口上用紫金散、翠霞散等,于上纴贴膏药求差。其将护忌慎,治疗用法,无造次焉。

论痔瘘

夫痔瘘之候,其名有五:一曰牝痔,二曰牡痔,三曰气痔,四曰血痔,五曰酒痔。又曰:肠风痔、脉痔、雌雄痔,皆五痔之别名也。其状初生,悉在肛边,或如鼠乳,或结小核,痒痛注闷,甚者身热恶寒。诸方论之,皆由房酒过度,久嗜甘肥,不慎醉饱,以合阴阳,劳扰血脉,肠澼渗漏,冲注下部,肛边生疮,变为痔疾。治法:始觉痔作,便服通气丸、槐角丸。热实者,服诸利汤疏利脏腑,及浴洗熏熨以取内消。切忌酒面、辛热、房室、肥腻，稍纵嗜欲，腐溃脓血。或逗流淫汁，岁月已深，旁穿窍穴，即变痔漏，即须用寸金锭子，三五次痊愈。若能味无味之味，五味足矣；事无事之事，百事备矣。其次服饵调节，谨慎合宜，未有不差者也。

卷　下

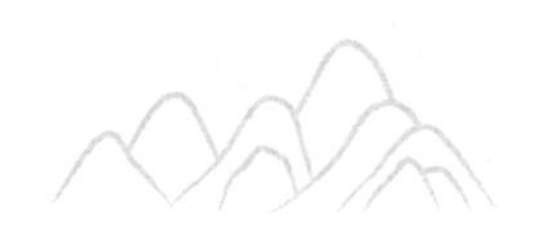

漏芦汤

治一切恶疮毒肿，丹瘤瘰疬，丁肿鱼睛，五发瘭疽。初觉一二日，便如伤寒，头痛烦渴，拘急恶寒，肢体疼痛，四肢沉重，恍惚闷乱，坐卧不宁，皮肤壮热，大便秘涩，小便赤黄，并宜服之。妊身莫服。

漏芦　白蔹　黄芩去黑心　麻黄去节　枳实麸炒去穰　升麻　芍药　甘草炙　朴硝已上各一两　大黄二两

上除硝外，余㕮咀，与硝同和匀。每服三钱，气实人五钱，水一盏半，文武火煎七沸，去渣，空心热服。

化毒丹

治百种恶疮毒肿，初觉一二日，咳逆烦闷，或咽喉闭塞，发热恶寒。

没药　乳香已上各五钱，另研　草乌头醋浸泡制　浮石已上各一两，烧赤，醋淬七次，研，余醋另放　巴豆四十九个，去皮，生用，另研

上五味为细末，用浮石、乌头、余醋打面糊为丸，如豌豆大。每服五七丸，食后冷酒送下，忌热饮。取快利三二行，或吐出恶为效。

内消丸

治疮肿初生，及瘰疬结核，热毒郁滞，服之内消矣。大效。

青皮　陈皮已上各二两　牵牛八两，取头末二两　薄荷叶　皂角已上各八两。不利者，去粗皮锤碎。二味水一斗，煮令极软，揉汁去渣用，熬成膏

上将青皮、陈皮末并牵牛末和匀，用前膏子和丸，如绿豆大。每服三十丸，食后荆芥、茶清、温水皆可下之。

五利大黄汤

治人年四十已前，气血盛多，若患疮疽，大小便秘者。

大黄根　黄芩去腐　升麻已上各二两　芒硝　栀子已上各一两二钱

上㕮咀，每服五钱，水一盏半，煎五七沸，去渣，空心稍热服。

内消升麻汤

治证同前。

大黄　升麻　当归　黄芩去腐　枳实炒去穰　芍药已上各二两五钱　甘草炙，一两五钱

上㕮咀，每服五钱，水一盏半，煎至七分，去渣，食前稍热服。

五香连翘汤如不用五香，曰七味连翘汤

治证同前。

沉香　藿香叶　木香　丁香已上各一两　麝香一字。五味为粗末，另研　连翘　射干　独活　升麻　甘草炙　寄生草已上各一两　大黄一两五钱

上七味，㕮咀，与前五味和匀，每服五钱，水一盏半，煎至一盏，去渣，温服，取利为效。未利，则再服。食前。

牡蛎大黄汤

治证同前。

牡蛎　木香　大黄煨。已上各等分

上㕮咀，每服五钱，水一盏半，煎至七分，春夏露溻一宿，于鸡鸣时空心服之。冬月于暖处放一宿。妇人重身者勿服，此药快利，三两行便勿服。已上五方，对证选用。

和血通气丸

治证同前。

人参一两　麦门冬去心，二两　大黄　黄芩去腐　黄柏已上各四两　牵牛一斤，炒香，取头末，四两

上六味，为细末，炼蜜和丸，如豌豆大，每服二三十丸，食后温水送下。寻常积热之人，隔三二日服此药微利润动，永不生疮肿。如已早觉者，服之亦

得内消矣。

地黄煎丸

治脏腑有热，胸膈痰实，血气不和，经络秘涩，多生疮肿，已患恶疮毒肿，大小便结涩。

生地黄新者十两，洗，水浸研如泥　黄连五两　黄芩去腐三两　枳壳炒，去穰　大黄已上各二两五钱　人参二两

上除地黄煎外，并为细末，再和地黄煎和捣入，炼蜜丸如豌豆大。每服五七十丸，食后，温水下。素有热之人，日服百余丸，不发疮疡。年高气弱之人，亦宜常服，清利胸膈明目。

槐角煎丸

治疮疡瘰疬，疥癣赤肿等疮。

天麻　川芎　甘草炙　黄药子　甘菊花　人参已上各一两　何首乌　苦参已上各一两五钱　荆芥穗　防风已上各二两　槐角并仁，另放　皂角不蚛者。已上各四两，水一斗煮软，揉汁去渣，取仁熬成膏子，其皂角取肉研入膏子为用

上除皂角膏外，槐仁与诸药为细末，入膏内溲和，炼蜜为丸，如豌豆大。每服五十丸，食后竹叶汤下。

皂角煎丸

治风毒瘰疬。

皂角不蚛者三十锭，内十锭炮黑，十锭酥炙，十锭用水一斗煮软，揉汁用度　何首乌　玄参　薄荷叶已上各四两

上为细末，与前膏子同炼蜜为丸，如豌豆大。每服三四十丸，食后温水送下。

苦参散出野夫多效方

治遍身疮疥，经年不效。

苦参　蔓荆子　何首乌　荆芥穗　威灵仙已上各等分

上为细末，每服二钱，食前酒调下，日进三服，忌发风物。

苦参丸

治证同前。

山栀子仁　苦参　防风　玄参　独活　枳实　甘菊花　黄连去须　黄芩去心　大黄已上各等分

上为细末，炼蜜为丸，如豌豆大。每服五十丸，茶酒任下，食后服。

肺风丸全体治世方

治面鼻风皶及皶鼻。

细辛　旋覆花　羌活已上各一两　晚蚕蛾去翅足　苦参已上各二两

上为细末，软饭和丸，如梧桐子大。每服五十丸，茶、酒任下，不拘时。

连翘散

治疮疡疖肿，一切恶疮，疼痛烦渴，大便溏泄，虚热不宁。

连翘　山栀子　甘草　防风已上各等分

上为粗末，每服三钱，水一盏，煎至七分，去渣，温服。不拘时候。

竹叶黄芪汤出《总录》一百三十一

治诸痈疽发背，烦渴，及一切恶疮发大渴者。

淡竹叶二两　黄芪　当归　川芎　甘草　黄芩去心　芍药　人参　麦门冬去心　半夏汤洗　石膏已上各三两　生地黄八两

上为粗末，每服五钱，水一盏半，竹叶五片，生姜五片，煎至一盏，去渣，温服。

枳壳丸出《总录》

治疮疽，热痈肿，瘰疬。

枳壳麸炒去穰　牵牛炒，取头末　木香　青皮已上各一两　甘草　大黄

上为细末，用皂角长一尺许者，三锭，约三两，炮焦捶碎，以好酒煮软，挪取汁熬膏稠粘，和前药末为丸，如梧桐子大。每服三五十丸，食后葱茶下，日进二服。

五香汤出《总录》

治诸疮毒气入腹，托里。

丁香　木香　沉香　乳香已上各一两　麝香三钱　呕者去麝香，加藿香　渴加人参已上各一两

上为细末，每服三钱，水一盏，煎至六分，去渣，空心稍热服。《总录》《圣惠》《千金》《外台》治诸疮肿方中，皆载此方，大同小异。大抵专治毒气入腹，烦闷气不通者；其余热渴，昏昧，口燥咽干，大便硬，小便涩者，未可与服。

托里黄芪汤出《总录》

治诸疮溃后，脓多内虚。

茯苓去皮　人参　官桂去白　远志去心　麦门冬去心　五味子炮　黄芪　当归已上各等分

上为粗末，每服五钱，水一盏半，煎至一盏，去渣，温服，食前。

托里茯苓汤

防风　桔梗　芍药　五味子　川芎　甘草　麦门冬去心　桂去皮　熟地黄已上各一两　当归　黄芪　茯苓已上各一两五钱

上为末，每服五钱，水一盏半，煎至一盏，去渣，温服。

托里当归汤太医疮科何君玉方

当归　黄芪　人参　熟地黄　川芎　芍药　甘草炙　柴胡已上各等分

上为粗末，每服五钱，水一盏，煎至六分，去渣，食前温服。

托里散出太医疮科成子玉方

川乌头炮　茯苓已上各三两　干姜炮　麻黄去节　甘草炙，已上各一两五钱　杏仁炒去皮尖　五味子　桂心已上各一两

上为粗末，每服五六钱，水一盏半，煎至一盏，去渣，食前温服。

托里玄参散出《总录》

主托里止渴，解热烦渴。

玄参　人参　甘草炙　甘菊花已上各等分

上为细末，每服二钱，绿豆汤调下，亦名内托散。

内托散洪氏有芍药，《总录》无芍药。亦名生肉芎䓖散

治痈疽溃后内虚者，或气弱人，初觉生疮疡亦可服，内消宜详细用之。

当归　芎䓖　黄芪　厚朴去皮　桔梗　防风　甘草炒　官桂　人参　白芷　芍药已上各一两

上为细末，每服三钱，温酒调下，或木香汤亦可。

内补散《圣惠》六十一，《总录》一百三十八无川芎

黄芪　麦门冬去心　川芎　当归　茯苓去皮　人参　五味子已上各一两　远志去心　甘草炙　桂心已上各

五钱

上㕮咀，每服五钱，水一盏半，生姜三片，枣三枚，煎八分，温服无时。

内塞散总惠，一百二十三，《万全方》中去附子，用天雄

治痔瘘不差，诸疮。

附子二个，炮　官桂去皮　赤小豆　甘草炙　黄芪　当归　茯苓　防风　白芷　桔梗　川芎　人参　远志去心　厚朴已上各一两

上为末，每服二钱，温酒调下，空心日进二服。

香粉散

主托里止痛，解烦渴，退虚热。

真绿豆粉三两　南乳香一两

上为细末，每服三钱，新水调下。

止痛当归汤出《总录》一百三十

治脑疽发背，穿溃疼痛。

当归　黄芪　人参　官桂　芍药　甘草炙　生地黄已上各一两

上为粗末，每服五钱，水一盏半，煎至一盏，去渣，温服。日进三服。

黄芪茯苓汤出《总录》一百二十

治诸疮溃后，托里除虚热。

黄芪　白茯苓　官桂去皮　麦门冬　五味子

川芎已上各一两

上为粗末，每服五钱，生姜三片，枣一枚，水一盏半，煎至一盏，去渣，温服。食前日进三服。

内补防风散

附子二个，炮裂，去皮脐　防风　茯苓　白芷　桔梗　川芎　当归　人参　甘草炙　远志　官桂去皮　黄芪已上各一两　厚朴二两，生姜汁制　赤小豆半斤，酒浸一宿

上为细末，每服三钱，温酒调下。

伏梁丸出《养生必用方》

治环脐肿痛，肠胃疮疽。

厚朴生姜汁制　茯苓　枳壳麸炒去穰　白术　荆三棱炮　半夏汤洗七次　人参已上各一两

上为细末，面糊为丸，如小豆大，每服三十丸，食前米饮汤下。

温经丸出前方

治陷脉瘘。

厚朴生姜汁制　官桂去皮　白术　甘草炙　干姜炮　木香已上各一两　附子二两，醋浸炮淬七次，去皮脐

上为细末，炼蜜和丸，如梧桐子大。每服三十丸，食后饮汤下。

木香溻肿汤

治诸疮疽始发，肿焮增长热痛。

木香　犀角　大黄　栀子仁　升麻　黄芩　黄连　射干　黄柏　白蔹　甘草炙　朴硝　紫檀　羚羊角已上各一两

上㕮咀，入生地黄汁五合，如无，只用生干地黄五两，锉碎和匀，每用药五两，水一斗，煎至七升，入麝香五钱，净帛蘸药，热拓肿上。日两三度，冷即再换。

升麻溻肿汤

升麻　黄芪　防风　川芎　生地黄　细辛已上各等分

上㕮咀，用药二两，水二升，煎十沸，稍热淋溻，内消如神。

溻肿升麻汤出《总录》淋溻条下

升麻　芒硝　黄芩　漏芦　栀子仁　蒴藋

上㕮咀，每用药二两，水三升，煎十沸，帛蘸药溻渍肿处。

猪蹄汤出《圣惠方》

升麻　甘草　芍药　蒴藋已上各等分

上㕮咀，每用药四两，水一斗，猪蹄一对，煮蹄软取出，次下药，再煎十沸，帛蘸淋溻之。

甘草大豆汤出《圣惠方》

治外阴蚀下疳，痷疮肿痛。

甘草三两　赤皮葱三茎　大豆一合

上用水三升，煮豆熟为度，用槐条一握同煮，取清汁热淋浴，冷即再温。浸三二时为度，大效。

溻肿汤

芍药　丹参　黄芩去黑心　白蔹已上各等分

上㕮咀，用药五钱，水一升，煎十沸，帛蘸频溻之。

洗毒汤

苦参　防风　甘草炙　露蜂房已上各等分

上㕮咀，水煮浓汁，洗疮肿。

浴毒汤出《拾遗》卫生方

治小肠风，阴疮痒痛。

木通　藁本　枳壳　管仲　白芷　荆芥　甘松　薄荷已上各等分

上㕮咀，用药二两，水五升，入芒硝半两，煎至三升，热洗浴疮。

何首乌散出秘宝生方

治遍身疮肿痒痛。

防风　苦参　何首乌　薄荷已上各等分

上为粗末，每用药半两，水酒各一半，共用一斗六升，煎十沸，热洗，便于避风处睡一觉。其痛甚者，二日痊愈。

八仙散出卫生方

治游风肿痒疥癣疮，或因洗头游风，瘙痒生疮。

细辛　荆芥　白芷　川芎　黄芩　防风　甘草　地骨皮已上各等分

上为粗末，每用药二两，水二碗，煎十沸，去渣，热淋溻患处。

消毒汤

治百杂疮肿，悉能内消。

独活　防风　细辛　藁本　川芎　枸杞子　荆芥　漏芦　大黄　黄芩去腐　官桂　苦参　威灵仙　丹参　黄芪　当归　芍药　茯苓　黄连　无心草　黄柏　麻黄　葛根　蒴藋　菊花　杜仲　地骨皮　秦皮　茵草　甘草　甘松　藿香　白芷　露蜂房　升麻　零陵香已上各一两　苍术三两　朴硝五两　菖蒲八两

上为粗末，每用药半两，水二升，葱三茎，槐柳枝各一握，同煎十余沸，去渣，热淋洗浴。此药用之如神。

熨风散出玉子子中箱集

羌活　防风　白芷　当归　芍药　细辛　芫花　吴茱萸　官桂已上各等分

上为粗末，作二剂，赤皮葱连须细切半斤，同酽醋拌匀，炒令极热，帛裹于疮上熨之，稍冷即换药，熨之上下，痛止而已。

应痛丸

治走注疼痛，疑是附骨疽者。

苍术去皮　当归　草乌头炮　黑牵牛已上各一两

上为细末，用醋糊为丸，如小豆大。每服三十丸，空心醋汤送下。

黄芪丸

治肾脏风虚，攻注手足，头面麻痹痛痒，或生疥癣肿焮。

黄芪　乌药　茴香炒　地龙去土　川椒去目　防风　川楝子炒　赤小豆　白蒺藜去刺　海桐皮　威灵仙　陈皮已上各等分

上为细末，酒糊为丸，如梧桐子大。每服三十丸，空心温酒送下。

栀子仁汤出《普济》生灵方

治时气头面赤肿。

郁金　枳壳去穰　升麻　栀子仁　牛蒡子　大黄已上各一两

上为细末，每服三钱，蜜水调下。

葛根牛蒡子汤

治时毒，大头病是也。

葛根　管仲　甘草　盐豉　牛蒡子已上各一两

上为细末，每服三钱，用水调下。此疾近代患者，传染多致夭。枉治之者，少得方法，只云太热必然。殊不知亦有虚实表里，治之者，详其汗、下、吐不同，大抵与伤寒颇类。其中亦有可针镰砭射出血者，亦有久而败烂出脓者，其间变异百端，不可不慎所宜时疾也。

通气散

治时气头面赤肿，或咽喉闭塞不通。用之取嚏喷七八遍，泄出其毒则差。若看病之人，用此药必不传染。

玄胡一两五钱　猪牙皂角　川芎已上各一两　藜芦五钱　踯躅花二钱五分

上为细末，每用纸捻子蘸一米许，纴于鼻中，取嚏为效。

白丁香散

治妇人吹奶，初觉身热头痛寒热及胸乳肿硬，是其候也。服之能令下其乳汁，通其血脉，立能自消矣。

白丁香直者

上为细末，每服二钱，酒调服，肿硬立消，甚者不过三服。

金银花散

治发背恶疮，托里止痛排脓。

金银花四两，无花用苗叶嫩茎代之　甘草一两

上为粗末，分为三服，酒、水各一盏，同煎至一盏，

去渣，温服，无时。

皂蛤散

治妇人因露风，邪气外客于乳内，始为吹奶，积久不消，以为奶痈。此药导其汁，散其风邪，汗出，其病自然痊愈矣。

皂角不蛀者，烧存性　真蛤粉已上各等分

上为细末，每服二钱，温酒调下，不拘时候。

十香膏

治五发、恶疮、结核、瘰疬、疳瘘、疽、痔。

沉香　麝香已上各一钱　木香　丁香　乳香　甘松　白芷　安息香　藿香　零陵香各五钱，同为细末　当归　川芎　黄芪　木通　芍药　细辛　升麻　白蔹　独活　川椒　藁本　菖蒲　厚朴　木鳖子　官桂　商陆根各二两，锉碎　桃仁　杏仁　柏子仁　松子仁各五钱　槐枝　桑枝　柳枝　松枝各二两，锉　没药　轻粉　雄黄　朱砂　云母石　生犀角　乱发灰　白矾灰各二两，另研如粉　真酥　猪脂　羊肾脂各二两　黄丹一斤　清芝麻油三斤

上先于木炭火，炼油香熟，下一十六味锉碎药，并四枝、四仁，熬至紫黑色，出火，滤去渣，入脂酥，煎十余沸，再以新绵滤过，油澄清，拭铛令净，再入火上煎油沸，下丹，用湿柳枝作篦子，不住搅，熬一日，滴在水

中成珠，不散则成也。离火，入十味药末，搅匀，再上火，入云母等粉八味，轻煎令沸，出火，不住搅一食时，于磁盒内密封收。每用量疮口大小，绯帛上摊贴之。肠胃痈疽可作丸，如梧桐子大，每服七丸，空心温酒送下。

犀角膏

当归　川芎　黄芪　白芷　白蔹　杏仁　木鳖子　官桂　乳香　没药已上各一两　乱发灰五钱　黄丹二斤　清油五斤

上前八味细锉，于油内先浸一宿，于木炭火上熬至白芷、杏仁焦，滤去渣，澄清再熬，油沸下丹，以湿柳木箄子不住搅旋，滴药在水中，如珠不散，出火，候一时辰，下乳香、没药，并发灰搅匀，于磁盒内收，依常法摊用之。

乳香膏

治一切恶疮打扑，走注疼痛。

乳香研　珠子沥青　白蜡已上各五钱　白胶香二两　杏子油一斤

上将沥青，于木炭火上先溶开，下白胶香、黄蜡化开，入油搅匀，以绵滤去渣，于井花水中持拔白色如银，再溶，入乳香在内拔白色，收磁盒内，依常法摊用之。

白龙膏

治头面五发恶疮及烧汤冻破溃烂，止痛生肌，清血脉，消毒败肿，通气脉如神，至可无瘢痕。

轻粉五钱，另研　白薇　白芷　白蔹　黄芪　商陆根　柳白皮　桑白皮已上各一两　乳香二两，另研　定粉另研　黄蜡已上各八两　杏子油一斤，如无，用芝麻油

上七味锉，油内揉浸三日，于木炭火上煎，令白芷黄色，滤去渣，于油中下黄蜡、乳香后，溶开出火，再滤，候微冷，下轻粉、定粉急搅，至冷，磁盒内收贮。每用绯绢上摊用之。

消毒膏

当归　黄芪　川芎　杏仁　白芷　白蔹　零陵香　槐白皮　柳枝嫩者　木鳖子用仁　甘松已上各五钱，锉　乳香　没药已上各三钱　轻粉一钱　朱砂　朱红已上各五分　麝香一分　黄丹炒紫色　黄蜡已上各八两　芝麻油一斤

上将锉药油浸七日，木炭火上煎杏仁焦色，滤去渣，下黄蜡，候溶开出火，下丹，急搅百十转，下乳香、麝香、朱砂等六味，不住手搅至凝，磁盒内收贮，白光绢上摊之。治证如白龙膏之类，贴面目毛发，最宜用之。

磨风膏

治头面五发、疮肿、疥癣等疾及汤火破伤，磨风止痛，灭瘢痕。

白附子　白芍药　白茯苓　零陵香　白及　白蔹　白芷　白檀　藿香　升麻　细辛　黄芪　甘草　杏仁去皮尖。已上各五钱　脑子一分　栝蒌根一两　大栝蒌二两，去皮　黄蜡六两　芝麻油一斤

上先药十四味锉，油内浸百日。于腊月慢木炭火上银石器内，煎至白芷微黄色离火，入栝蒌二味着内，煮百沸，重绵滤去渣；再慢火上炼油香，下削净黄蜡，溶开为度，倾在磁器内收贮，上掺脑子密封，旋用磨风涂之。

天麻膏

治疥癣、赤秃、手足癣皮剥起，瘑瘙、疳疮侵蚀痛，脓汁浸淫滋蔓，经久不差者。

草乌头　钓苓根　木鳖子用仁　天麻　藜芦　川芎　狼毒已上各五钱　轻粉　粉霜已上各二分，另研　腊猪脂二两　黄蜡六两　油一斤

上前七味细锉如麻豆大，于油内煎至焦紫色，令冷，滤去渣，上火入黄蜡、猪脂溶开，再用重绵滤过，入轻粉、粉霜搅凝，磁盒内收贮。用以涂摩之，大效。

善应膏出南京宝梵院明昌六年间进方

当归　白及　官桂　白蔹　白芷　杏仁　木鳖子仁已上各一两，锉碎　乳香　没药已上各五钱，研　黄丹二斤　芝麻油五斤

上先将油煎锉药，令白芷焦黄，滤去渣，再煎油沸，下丹，用湿柳箄子不住手搅，滴在水成珠子，住火，入乳香、没药搅匀，以磁盒内收贮。每用依常法摊用之。

灵应膏出《总录》

治五发、恶疮、瘰疬、结核、乳痈。

白麦饭石烧，醋淬七次　白蔹已上各五两　鹿角十两，烧存性

上为细末，每用酽醋中熬如膏，厚涂于上，中心留一窍，以出其毒。以故旧软布摊之贴。未成脓者，贴即自消；已成脓者便溃，恶肉疾出，新肉早生。效不必具陈，用之如神。

翠玉膏

治软疖脓水逗留，愈后复发。

明沥青四两　铜绿二两　芝麻油三钱　猔猪胆三个

上先于炭火上溶开沥青，入油令沸，下胆汁搅匀，入水中用手搏搦，磁盒内收贮。用于绯光绢上，量疮

大小摊贴之，不须再换，一上便痊，可自落为度。

追毒散太医成子玉方

治一切恶疮，脓水不快者。

五灵脂　川乌头炮　白干姜炮。以上各一两　全蝎五钱

上为细末，用少许掺疮口中，深者纸捻蘸药纴入疮口内，以膏贴之，或水浸蒸饼，令浸透，搦去水，和药令匀，捻作锭子，每用纴入疮口中，亦名追毒锭子。

回疮锭子

治丁疮大效。

草乌头一两　蟾酥七钱　巴豆七粒，去皮　麝香一字

上为细末，面糊和就捻作锭子。如有恶疮透丁，不痛无血者，用针深刺到痛处有血，用此锭子纴之，上用膏贴之。丁疮四畔纴之，其丁三二日自然拔出。此药最当紧用。

射脓丸

治诸疮疖，脓水已成，即当针开决出陈臭恶瘀，则其治也。若其恶瘀不出，欲针口，须当开发，用此药以射出其脓也。

白矾灰一钱　砒霜五分　黄丹一字

上为末，面糊为丸，捻作锭子。每用粘疮头欲出

处，以膏贴之自溃。

替针丸出保生信效方

治证同前。

陈坏米末一钱　硇砂五分　雄雀粪直者二十一粒

上为细末，粳米粥丸，如粳米样。每用一丸，粘在疮头上，以膏贴之。

治瘰疬并马老鼠疮

铜绿　斑猫　砒霜已上各五分

上为细末，醋糊为丸，如鼠粪大。每用时，一锭子作三丸，纳于疮口上，以膏贴之，如无疮口，干掺之亦妙。

翠霞散

治百杂恶疮，去毒生肌。

滑石一两　铜绿五钱　轻粉二钱　片脑　麝香已上各三分　粉霜一字

上为细末。每蘸药纴于疮口内，以膏贴之。或滑石二两名二圣散，量其浅深轻重用之。

搜脓散

治年深不效恶疮。

白芷一两　芎䓖二两　白芍药三两　轻粉三钱

上为细末，每用干掺疮口上。疮口深者纴之。

引脓散

治证同前。

狼毒　钓苓根　无心草根　白丁香已上各五钱　麝香一字

上为细末，如前法用治之。

乳香散

治证同前。

白干姜　苦丁香　草乌头已上各五钱　钓苓根　狼毒　乳香已上各一两

上为细末，每用干掺之，或唾调作锭子，纴入疮内。

钓苓散陈宫宝方

治证同前。

井盐一两　无心草　干姜已上各二两　钓苓根三两

上为细末，每用干掺之，或唾调少许，涂在膏上就贴之。

截疳散

治年深疳瘘疮大效。

密陀僧　白蔹　白及　黄丹已上各一两　黄连五钱　轻粉一钱　脑子　麝香已上各五分

上前四味为细末，后四味另研极细，和匀为散。每用或掺或纴疮口中，以膏贴之。

抵圣散

治耳中脓经年不愈，及驴涎、马汗攻焮，疮疡、骨疽、痔瘘等疮。

白矾灰一两　乌鱼骨三钱　乳香二钱　干胭脂　轻粉已上各一钱　麝香五分

上为细末，或掺或纴，以膏贴之。如有耳脓者，用一字纴耳中。

青金锭子

治诸恶疮，脓出不快者，及多年痔瘘疮，愈而复发。

白丁香　铜青　硇砂　粉霜　轻粉已上各五分　麝香　龙脑已上各一字

上为细末，面糊为丸，捻作锭子。每用纴入疮口中，脓水出快。

白龙散

主生肌止痛及耳中卒然大痛。

寒水石四两，烧半白，研　乌贼鱼骨研　滑石已上各一两，研　硼砂三钱　轻粉一钱

上为细末，每用干掺。耳中痛者，油调如糊，滴纴于耳中，痛立止。

桃红散

主敛疮生肌肉，定血僻风邪。

滑石四两　寒水石烧，二两　小豆粉一两　乳香　轻粉已上各一钱

上为细末，每用干掺。血不止者，和灯草贴疮口上，以帛封之。

槟榔散

治久患恶疮，肌肉迟生。

木香　黄连　槟榔已上各等分

上为细末，每用干掺之。

金黄散出九龠卫生方

主消肿散毒，生肌止痛。

黄连　大黄　黄芪　黄芩　黄柏　郁金已上各一两　甘草五钱　龙脑五分，另研

上为细末，入龙脑研匀。若治湿毒丹肿，新水调扫赤上，或蜜水调如稀糊，用小纸花子贴之，或小油调扫。如久不差，热毒疮赤，干掺或水调涂亦佳。

生肌散

主敛疮，大效。

寒水石烧　滑石已上各二两　龙骨　乌鱼骨已上各一两　密陀僧　枯白矾　干胭脂　定粉已上各五钱

上为细末，用药干掺疮口上。

水澄膏

治热毒肿痛，大效。

大黄　黄柏　郁金　天南星　白及　朴硝　黄蜀　葵花已上各一两

上为细末，每用新水一盏半，药末二钱，搅调匀，候澄底者，去浮水，以纸花子摊于肿焮处贴之。如急燥，津唾润之。此药治热毒赤肿神效。如皮肤白色者，勿用之。

拔毒散

治热毒丹肿，游走不定。

寒水石生用　石膏生用，已上各四两　黄柏　甘草已上各一两

上为细末，每用新水调扫之，或油调涂之，或纸花子小贴亦妙，凉水润之。

金露散出《普济》生灵方

治时气热毒。

寒水石生用一两五钱　黄柏一两　白及　白蔹　雄黄已上各二钱五分

上为细末，无根水调，以纸花子贴，或扫亦妙。

消毒散

治诸恶疮，生肌止痛，消毒散肿。

滑石一斤　黄柏二两　黄丹一两　乳香五钱　轻粉三钱

上为细末，每用干掺或烧汤，及下注、臁疮、风湿、

疥癣等疮，油调涂之。

大槟榔散戌子玉方

治干湿疥癣。

硫黄　黑狗脊已上各五钱　轻粉一钱　红娘子　大槟榔已上各一个

上为细末，每用药末半钱，于手掌中，临卧时，油调如糊，两手搓摩极热，鼻内闻之，及摩擦疥上。隔日再用，甚者不过三上，必验。

天麻散

治白秃甜疮及风毒疥癣。

藜芦　天麻　狼毒　白芷　茼草　钓苓根　草乌头　管仲　细辛已上各五钱　雄黄二钱　轻粉一钱

上为细末，每用药半两，纸一重绵裹，油三两，浸三日，外蘸指擦患处。如稍干，添油一两；添至三两，换药。其效如神。

决效散

治风痒头疮。

管仲三两　白芷一两

上为细末，油调涂之。

水银膏

治瘑疮疥癣，无名恶疮，但是手足疮疥，浸淫多汁，久而虫生，涂之神效。

蔄茹锉　黄蜡已上各一两　黄连锉　蛇床微炒　白矾枯　水银已上各二两

上用腊猪脂七两，熬开，下三件锉药，煮至焦紫色，去渣，再入黄蜡溶开出火，稍凝，下水银、矾石搅至匀。每用涂摩。

平肌散

治诸疮久不敛者。

密陀僧　花蕊石二味同煅赤色　白龙骨已上各一两　黄丹　乳香研　黄连已上各二钱五分　轻粉一钱

上为细末，入乳香、轻粉、黄丹同研令匀。每用干掺之。

神黄散

治一切热肿，攻焮疼痛。

黄柏末一斤　黄丹二两，炒紫色　雄黄一两，另研

上同研匀，每用新水调如糊，敷扫，以小纸花贴，稍干，以蜜水润之。

博金散

治下疳蚀，臭烂肿痛。

白矾与密陀僧同为末，相和，于沙锅内火上炮汁尽　密陀僧已上各五钱　白垩二钱　黄丹　轻粉已上各一钱　乳香五分　麝香一字

上为细末，先须另用槐枝、葱白、盐、甘草熬汤，淋

溻洗一二时，淹干，掺上项药。每用药先须洗浴，然后掺药，甚者三五次差。

金伤散

治刀镰斧伤，僻风止痛生肌。

白及三两　陈石灰风化　桑白皮　黄丹已上各二两　白附子　天南星　龙骨已上各一两

上为细末，每用干贴之。

完肌散

治证同前。

密陀僧　桑白皮新者　龙骨已上各四两　陈石灰二两　黄丹五钱　麝香一钱，另研

上为细末，干掺之。

定血散

治证同前。

黄丹一两　乌鱼骨　白矾灰　龙骨已上各二两　密陀僧半斤　桑白皮一斤

上为细末，每用干掺，定血如神。

碧霞锭子太医陈官宝方

治恶疮透不觉疼痛。

铜绿一两　硇砂二钱　蟾酥一钱

上为细末，软米饭一处擦匀，捻作锭子粳米样，每用针刺之，不觉痛者，但有血出，纴一锭子在内，以膏

贴之；或作散，以纸捻蘸纴之；亦可临证看如何宜合用度。

漏芦汤

治妇人吹奶初觉。

漏芦　楝实　大黄　黄芩　芍药　甘草已上各五钱

上为粗末，每用三钱，水一盏半，灯草三十茎，同煎至一盏，去滓，温服，无时。

玉粉散出《苏沈良方》

治阴疮浸淫不止。

白矾灰　定粉已上各等分

上研细末，先洗浴净，淹干，敷掺之。

香矾散

治小儿断脐之后不干及脓出耳中。

枯矾五钱　龙骨　黄丹已上各一钱　麝香少许研

上为细末，每用干掺之。

紫金散

治瘰疬久不差者。

枯矾五钱　砒霜一钱　石胆五分

上为细末，入黄丹二钱，每用纴入疮口内，以膏贴之。如未破者，灸一两炷，用津唾旋调一豆许，安疮上，以膏贴之，去根自平复。

通耳丹卢仝宝传

治耳聋。

桑螵蛸　安息香　阿魏已上各一钱五分　朱砂五分　萆麻子仁　大蒜　巴豆仁已上各七个

上为细末，入二仁与蒜同研烂，为丸，如枣核样。每用一丸，绵裹内耳中，如觉微痛，即取出。亲验方。

菖蒲锭子一名菖蒲散

治耳中卒痛。

菖蒲　附子炮去皮脐。已上各二两

上为细末，每用油调，滴耳内，立效。

寸金锭子太医成子玉方

治疗痔疾。

藤黄　雄黄　雌黄　硫黄　轻粉　粉霜　麝香　砒霜　黄丹已上各一钱　牡蛎粉　红藤根　干漆已上各五钱

上为细末，研匀，烧陈米饭和捣为丸，如枣核大。每用一丸，内肛门中，深二寸许，放令定，用新砖球子二个，炭火烧赤，酽醋中蘸过，绵裹一个于肛门上熨之，冷即换，上下次之。来日大便下臭败恶物，除根也。

熏痔散

威灵仙三两

上用水一斗半，煎至七八沸，去火，就盆上坐，令气熏之，候通，手淋溻。冷即再暖。

通灵丸

治耳聋。

松脂五钱　巴豆二十四个，去皮研

上先将松脂溶开，入巴豆末熬成膏，丸如白豆大，绵裹一丸，塞耳中，觉痛取出，赤水为效。

三神丸

治僧道痔疾，因读《养生必效方》，见乾义传僧觉海少年患痔疾，其行业比冰霜，缘此饱食久坐，知痔疾者，不必酒色过度矣。故《素问》云：因而饱食，筋脉横解，肠澼为痔。治之故不同也。

枳壳炒去穰　皂角烧存性　五倍子已上各等分

上为细末，炼蜜为丸，如梧桐子大。每服三二十丸，温水食前服。《养生必效方》中三味皆单用一味为方，今增为一方，其效如神。

玉芝饮子

治膈热，口舌生疮，咽喉肿痛。

甘草炙，二两　藿香叶　石膏水飞　山栀子仁已上各一两

上为细末，每服一钱，新酒调下。

平和饮子出《颅囟经》中

治小儿疮疹。

人参　白术　茯苓　甘草　升麻已上各等分

上为细末，每服一二钱。水煎去滓，温，细细饮之。量岁大小虚实，以意详之。此药治诸疮疼，烦渴不宁者，皆可服之，惟小儿疮疹尤佳。

玄参丸出僧居泰传

治口疮连年不愈者。

天门冬去心　麦门冬去心　玄参已上各等分

上为细末，炼蜜为丸，如弹子大，每服一丸，噙化。

犀角散

治口舌生疮，咽喉肿痛，热毒时气。

升麻　桔梗　甘草炙，已上各一两　牛蒡子炒，四两

上为细末，每服三钱，水一盏，入竹叶五七片，煎至七分，去渣，细细热漱，温即咽之，其渣热扫项肿上。

防风散

治破伤疮疡风邪，或身体疼痛，风邪攻注，挛急及皮肤搔痒，麻木不仁，头昏闷，牙关紧，欲成破伤风者。

防风一两　藁本　羌活　地骨皮　荆芥穗已上各五钱

上为细末，每服三钱，温酒调下。

乌金散

治疳瘘恶疮。

麝香　蟾酥已上各一字　粉霜　硇砂　轻粉已上各一钱　铜绿　砒霜　白干姜　草乌头　天南星　舶上硫黄已上各五钱

上为细末，纸捻纴之。或汤浸蒸饼和为锭子，纴疮口内，上以膏贴之。

刘守真疮论

《素问》云：痛痒疮疡，痈肿疽疹，瘤气结核，拂郁甚者，皆热。五脏不和，九窍不通，六腑不和，留结为痈。近于火气，微热则痒，热甚则痛，附近则灼而为疮，皆火之用也。人之疮肿，因内热外虚所生也。为风湿之所乘，则生疮肿。然肺主气，候于皮毛；脾主肌肉，气虚则肤腠开，为风湿所乘，脾气温而内热即生疮也。肿者，由寒热毒气客于经络，使血涩而不通，壅结成肿。风邪不作，即无头无根；寒血相搏作者，即有头有根。壅盛则为脓，赤根肿则风气流溃也。疮以痛痒，痛则为实，痒则为虚，非虚为寒也，正谓热之微甚也。痒则美疾也，故火旺于夏，而万物蕃鲜荣美也。灸之以火，渍之以汤，而其痒转甚者，微热之所使也。痒去者谓热，令皮肤纵缓，腠理开通，阳气得泄，热散而去。或夏热皮肤痒，而以冷水沃之，其痒不去，谓寒能收敛腠理，闭密阳气，郁结不能散，怫热内作故也。疮疡皆为火热，而反腐出脓水者，犹谷肉果菜，热极则腐烂，而溃为污水也。溃而腐烂者，水之化也。痈浅而大，疽深而恶，热胜血则为痈脓也。疡有头，小疮也；疹浮而小，瘾疹也；瘤气赤瘤丹熛，热胜气火之色也。

没药膏

治一切痈疽发背，疮疖，伤折踒跌坏脓，生肌止痛。又贴灸疮，极妙。

麒麟竭　明乳香　没药已上各一分，研　当归去芦　木鳖子仁研　杏仁已上各五钱　油头发二两　黄丹六两

上先用油一斤，石器内或沙锅内露天底炼油令熟，先下木鳖子、当归、杏子、头发，慢火熬黄焦。油耗五分，离火，用绵滤渣不用，再入锅下黄丹，以新柳篦子十条，旋换搅不住手，候黑色，滴在水中成珠子，硬软得所，取下火，入三味研药，再搅匀，磁盒内盛，放地上，以盆合一宿，出火毒。用时或帛上或纸上摊，一日一换。

必效散

治久患瘰疬不效，服此药取效如神。

南硼砂二钱五分　轻粉一钱　麝香五分　斑猫

四十个，去头翅　巴豆五个，去皮心膜　白槟榔一个

上同研极细，取鸡子清二个去黄，调药匀，却倾在鸡子壳内，湿纸数重糊定，无令透气，坐饭甑内与饭一处蒸，饭熟取药，曝干，研极细末。用时相度虚实，虚人每服半钱，实人每服一钱，并用炒生姜酒下。五更初服药，至平明取下恶物。如觉小腹内疼痛，便用茼麻子烧灰入没药等分，同研细，用茶调下一钱，便入大肠。其取下恶物，如烂肉老鼠儿及新成卵内雀儿，是药效。妇人有胎，不可服。

乌金散

治痈疖肿硬，无头不变色者。

米粉四两　葱白一两，细切

上同炒黑色，杵为细末，每用看多少，醋调摊纸上，贴病处，一伏时换一次，以消为度。

抵圣丸

治男子、妇人头面手足虚肿。

苦葶苈不以多少，于火上隔纸炒过

上杵为细末，枣肉为丸，如小豆大。每服十丸，煎麻子汤下，食前，日进三服。五七日，小便多，肿消为效。如喘嗽，煎桑白皮汤下，忌生冷醋滑物及盐。须另丸一等，小丸儿与小儿服，看大小加减与服，煎枣肉汤下。

应效散

治气瘘痔疮多年不效者。

地骨皮不以多少，冬月自取，只要皮，阴干

上杵为细末。每用纸捻蘸纴疮口内，频用，自然生肉。更用米饮调二钱，无时，日进三服。又名托里散。

白金散

治风攻注毒遍身，及手足生热疮疼痛，有黄水出者。

桂府滑石

上为细末，先用虎杖、甘草、豌豆各等分，约半两许，二碗水煎上项三味至一碗，去渣，微热淋洗疮，水冷拭干，上掺滑石末，令通，便睡至明，决愈。

如圣散

治浑身搔痒，抓之成疮及瘾疹之类。

蚕沙一升

上用水二斗，煎至一斗，滤去渣，夜卧避风处淋洗，水冷即拭干，便睡。

天蛾散

治刀斧伤。止血定痛生肌。

晚蚕蛾不以多少

上为细末，每用药贴于疮口上，用绵裹，不须再动，一上便可。

必效散

治蜘蛛咬着疼痛。

盐豉炒干

上为细末，每用油调涂之，必效。

蛤粉散

治汤火烧烫疮。

蛤砺烧赤放冷

上研如粉，每用油调涂之，日三次。

治小儿丹瘤

木鳖子新者去壳

上研如泥，淡醋调傅之，一日二五次，便效。

治小儿疳口疮

天南星一个，去皮

上为末，好醋调摊在纸上，男左女右，贴在脚心底，以帛系定，三日外取了，以温水洗尽脚下药。

治破伤风并洗头风药

麻黄一钱，去节　蝎梢二钱五分　蚕姜　草乌头　黑附子炮去皮　白附子　天麻　乌梢蛇好酒浸三夜，去骨，火上炙黄色　川芎已上各五钱

上为细末，每服一钱，热酒调下，日进三五服，重者三五日必效。此证只宜早治，但邪气入脏则难治。

治有四死证不可治：一头面青黑色，二额上有汗珠不流，三眼小目瞪，四身上汗出如油。

乌龙丸

治遍身风疮，搔痒疥癣等疾，服之消风散热，利膈化痰唾，治肺气不和。此药推陈致新，去肠垢，治证甚多，要能用度。

皂角肥者不以多少，炙，刮去皮弦，捶碎，甜水揉取浓汁，去渣，银石器内熬成膏另放　黑牵牛不以多少，微炒令香熟，碾取头末

上将药末与皂角膏和丸，如梧桐子大。每服三五十丸，气虚者一二十丸，食后温水送下。无病气实人，一两个月顿一服，取利三五行，不伤正气，身体轻健，肌肤光泽，永无风痰疥癣之疾。

紫参丸

治热毒，瘰疬肿毒，未成者内消，已溃者行脓、止痛、散肿毒。

麝香另研　腻粉已上各三钱　紫参　苦参炒，已上各一两　丹参一两五钱　连翘二两　滑石二两五钱

上为末，别用玄参一斤，捣碎，以酒三碗，浸三日，揉取汁，去渣，用皂角子三百个，煨熟，为末，用玄参酒熬皂角子末成膏，和前药丸如梧桐子大。每服一丸，以黄芪汤下，一日加一丸，至患人岁数即住；如四十则

二十，每日减一丸。其疮自干，已结者，内消也。服此药大有神效。

万灵丸

治背脑疽，并一切恶疮，初觉一二日。

朱砂　血竭　莲蕊已上各等分　麝香少许

上为细末，酒糊为丸，如黄米大，每服七丸，温酒送下。疮在上食后，在下食前，不过二服即效。

治眼

治昏涩，退翳膜。

川椒四两，去子，合者不用　甘菊花二两五钱　熟干地黄二两，酒浸，九蒸九曝

上为细末，炼蜜为丸，如梧桐子大。每服二十丸，食后细嚼新折米十余粒送下。

治吹奶方田仲宽方

治吹奶及一切恶疮，初觉一二日，立效。

生姜一两，去皮　大黄　甘草已上各五钱　栝蒌一个，去皮

上共捣作一块，以水半碗同煎至七分，滤去渣，入没药、乳香末，共二钱半，通作一服。

治痔疮

雄黄五分，细研　五灵脂去石，烧过断烟　五倍子炮，已上各一钱　没药二钱五分，明净者　白矾半飞半生

上为细末，研令极细，用纸花子贴疮口上。

洗痔

防风　当归　川芎已上各等分

上三味锉细，煎水去渣，令热温淋洗疮，用软帛印干，傅前药。

寸金丹

二名返魂丹，三名再生丸，四名追命丹，五名延寿丸，六名来苏丸，七名知命丸，八名得道丸。非人勿示此方。若有人患疮，身未烂者，与三丸服之，咽下便活。如口噤，但斡开牙关，研下三丸，灌下喉中立生。此方治发背、脑疽、痈肿遍身、附骨肿痛，先觉时饮水口中，烦渴发热，四肢沉重，体壮热。

麝香一分　南乳香　乌金石　轻粉　雄黄　狗宝　没药已上各一钱　蟾酥二钱　粉霜　黄蜡已上各三钱　硇砂五钱　鲤鱼胆干用　狗胆已上各一个，干用　金头蜈蚣七条全者，酥炙黄色　头首儿孩儿乳一合

上件为末，除黄蜡、乳汁二味，熬成膏子，同和丸，如绿豆大；小儿丸如芥子大。每服一丸，病重者加三丸。白丁香七个研烂，新汲水调送下。用衣服盖之睡，勿令透风，汗出为度，大段疼痛。如无头疮肿，不过三服立效。服药后食白粥瓜虀，就服大妙。

牙疳药此药是京兆惠民局见行经验方

治大人小儿。

拣信　青黛　轻粉已上各一钱　麝香五分

上同为细末，用小油调薄摊纸上，用木锤，捶实收起。每用临卧以浆水洗净印干，可疮口大小，以药纸封之，至晓去药纸，漱净勿令咽下，大者不过三上，必效。

回疮蟾酥锭子陕西医局提举马云卿亲传经验方

治丁疮毒气攻心欲死，以针刺其疮向心行处，但觉痛有血处下锭子；若累刺至心侧近，皆不痛无血者，急针百会穴，痛有血者下锭子；若无血，以亲人热血代之，犹活三四。况疮初发，无有不效。大抵丁疮生于四肢及胸背、头项、骨节间，唯胸背、头项最急。初生痛痒不常，中陷如丁盖，撼之有根，壮热恶心是也。

天南星　款冬花　巴豆仁　黄丹　白信已上各一钱　独活五分　斑猫去头足十个

上为极细末，用新蟾酥和药如黍米大，捻作锭子。每遇丁疮，先以针刺其疮，必不知痛，有血出者，下锭子；如觉痛不须再用。若更不知痛，再随疮所行处，迎夺刺之，至有血知痛即止。其元疮亦觉疼痛，以膏药傅之，脓出自差。

用锭子法度：以银作细筒子一个，约长三寸许，随针下至疮痛处，复以细银丝子内药于筒内，推至痛处。

乳香托里散同前所传

治一切疮肿疼痛不可忍。如少壮气实者，先疏利，后服之大效。

御米壳去隔、蒂、萼，蜜炒，三两　当归　芍药　川芎已上五钱　乳香　没药已上各一钱

上为粗末，每服五钱，水一盏半，煎至七分，去渣，温服。病在上者食后，在下者食前。若未止，即再服。

四圣旋丁散名医秘传经验方

治丁疮生于四肢，其势微者。先以好醋调药涂上，以纸封之，次服内托里之药，其丁自旋出根。

巴豆仁五分　白僵蚕　轻粉　硇砂已上各二钱五分

上为细末，醋调用之。

天丁散同前秘传经验方

治一切丁疮及诸恶疮初生，以药涂之，急服托里内消。

山丹花蕊　香白芷已上各二钱　牛蒡根春采去皮　天丁乃皂角刺　苍耳芽　大力子已上各五钱　雄黄一两

上五月五日，受气修合，为细末，每用好醋涂纸，封之丁疮上，有黑甲者，必须胡桃油浸，次涂之自可。

万应膏同前所传

治一切疮疡，初生肿焮甚者，无问大小，以膏可肿痕贴之，煎葱白水热淋两炊时，良久再淋，肿消为度。如疮老不能差者，亦收敛聚脓，决然早差。

黄柏　芍药　白芷　黄芪　木鳖仁　杏仁　当归　白及　生地黄　官桂　玄参去皮锉碎　没药　乳香已上各五钱，研　白蔹　黄蜡已上各一两　黄芩　大黄已上各二两　黄丹一斤　芝麻油二斤八两

上件十四味，入油内浸一宿，绝早入沙锅慢火熬，用生柳条搅至申时，以焦褐色出火，去粗渣，又以重绵滤过，入丹再熬，旋滴水中成珠子不散者，出火绝烟，入乳香、没药、黄蜡搅匀，用磁器收贮，于土内埋七日，取出摊用。

治小儿面湮疮

俗云炼银疮者，是母受胎之日，食酸辣及邪味过度，多生此疮。

百药煎五钱　生白矾二钱

上为细末，小油调旋，搽之神效。

治赤白口疮

大人饥渴不时，小儿失惊，即生口疮。

生白矾一钱

上噙漱之，从沥顽涎，立效。

治干湿疥癣

此是肺受邪毒，运于四肢，久而不散，以生肉蠹。

硫黄一两　生白矾八钱

上为细末，油调火炙，抓破涂之，立效。

治汤火烧烫

无问新旧。

青槐枝一两，锉碎　绿豆粉一两，炒黄色　轻粉一钱

上同为细末，油调涂之，止痛灭毒。

治破伤风

手足颤掉不已者。

硇砂另研　南星姜制　独活去皮，已上各二钱　人手足指甲烧绝烟，六钱

上为细末，分作三服，酒调服之，立效。

治破伤

无问新旧。

石灰

上用一味，验疮口大小尽干涂之，不须封裹，神效。

治风狗咬破伤风

此病非为小可，乃九死一生之病，可急用之。

好斑猫七个，去翅足

上为细末，酒调服之。于小便盆内，见衣沫似狗

形者为效；如无，再服七次。虽无狗形，亦不再发也。此方累试经验，今附于此。

论炮制诸药及单方主疗疮肿法

夫药者，治病之物。盖流变在乎病，主治在乎药，制用在乎人，三者不可阙一也。凡用一味炮炙修制及单方主疗，该引方书出处，不必随方标写。

朱砂

须研细，水飞，滤干。若入膏中者，待熬膏成，稍凝冷，即下急搅，勿令沉聚。大凡石类，一一如此。

云母

即须用炼成熟粉。曾经妇人手拈者不效。《圣惠方》治汤火疮，羊髓和膏，涂之神良。《千金方》如治金疮及诸恶疮，依上涂傅，大效。

矾石即白矾

凡用，须木炭火上枯汁尽。主阴蚀恶疮，去鼻中息肉，生含咽津，治急喉闭。《肘后方》治耳中卒肿痛，或有脓水者，以筒吹一字于耳中，以绵塞之立效。又治诸毒虫恶兽咬伤，傅之则差。《千金方》以醋煮汤，渍蝎螫立差。王氏博济，治驴马汁毒伤人，疮肿痛，和黄丹傅之。《灵苑方》治伤折疮肿，以沸汤投枯矾渍浴之。《御药院方》治阴汗，以枯矾投沸汤中浴之。

水银

主疥瘘痂伤白秃，入膏，令膏冷凝下之，搅令匀散如星，勿令沉聚。

水银粉即轻粉

主瘰疬，杀疥癣虫，酒齇风。以羊髓和如膏涂及贴臁疮，一上可。

石灰

主疥癣、骨疽、金疮。风化者良。《外台秘要方》治风疹，以浆水调热扫之，随手差。孙真人治疥，淋石灰水温洗之，千年者尤佳。

白麦饭石即粗理黄石

曾磨刀者佳。凡用，须用酽醋淬之，令屑落醋中者良。亦单用治发背，神良。《本草》曰：大凡石类，多主痈疽。

花蕊石

主金疮止血。合硫黄，木炭火炒良。或只刮花蕊石末，效。

黄芪

主痈疽久败疮，排脓止痛，兼五痔、鼠瘘，止渴。《圣惠》《千金》《外台秘要方》，治发背、脑疽，托里止渴，用黄芪六两，甘草一两，锉细水煎，温服无时，大效。

葈耳 即苍耳

《千金翼方》：丁肿，用根茎叶，炒灰存性，为末，醋泔淀和如泥涂之，一日三易之。三日肿消，根丁自拔出。亦治诸肿，扫之寻差。

麻黄

凡用根节煮三沸，掠去沫，晒干，锉。

黄芩

凡用去腐芦，拣细实者佳。《梅师方》：治诸丹，作末，水调扫之。亦治汤火疮。

乌头　附子

凡用，须炮裂，去皮脐。

半夏

凡用，汤洗七次，去滑。

羊蹄根

主干癣疥头秃，取根啮涂之效。《简要济众方》：治癣疮久不差，取新者绞汁，和腻粉如膏，涂之。《千金》《圣惠》《外台》等方，皆治癣，和醋或白矾，或硫黄，涂之皆愈。

狼毒

主痈疽、恶疮、鼠瘘。《圣惠方》治癣疮积年，搔之黄汁出，痒痛，以末傅之，或猪膏和涂差。

芭蕉根

主疮肿。捣根汁涂之良。《百一方》治发背，根汁涂之。

土青木香即马兜苓根

主头风、瘙痒、秃疮。

连翘

主寒热、鼠瘘、痈疽、恶疮、瘿瘤，同甘草服食。

蒲公草

主乳痈。煮汁饮之自消。《梅师方》：傅之亦消。

滑石

本草不言疗疮肿，本体较治诸疮久不愈，消热毒肿及金疮血不止，汤火炒疮，用之尤良。

白石英

主肺痈吐脓，咳嗽及膈上风热痰、肺痿、消渴、阴痿，补五脏。

赤石脂

治疮疽、痔瘘、泻利，加芎末等分，粥饮调服一钱重，神效。寒者，加干姜服。

白石脂

治痈疽，排脓生肌，新生儿脐湿。

雄黄

主寒热、鼠瘘、恶疮、疽、痔、死肌、疥癣。

硫黄

主女人阴蚀、疽、痔、恶疮、疥癣，杀虫。

雌黄

主恶痂疥、头秃、下部䘌疮，杀虫。

磁石

消痈肿，主鼠瘘、颈核、喉痛。

密陀僧

主金疮止血，口疮痏瘘，面上瘢皯。

伏龙肝

掺主恶疮，水调扫丹肿，酒调封发背，令内消。

矾石

主寒热、鼠瘘、恶疮，蚀死肌。

姜石

捣末，鸡子清调，敷丁肿、丹瘤、乳痈。

粗理黄石堪作碓磑者，即磨刀粗石

齐·马嗣明治杨遵彦发背，取此石猛火煅赤，投酽醋中，因有屑落，取为末，醋熬如糊，厚涂立愈。大凡石头，多主痈疽。

炉甘石

主愈疮止血，治目赤疮。

灯心

主破伤血出，每用贴破上，封之立差。

槐根皮

主痔及白皮，煎汤熏浴良，入荆芥尤妙。

地骨皮

主疽疮经年，以粗皮煎汤洗之，细沫白穰别碾，掺之即差。

黄柏

主疮肿，神良。每用去粗皮，涂蜜炙，锉。诸方用作汤渍阴疮，良。捣末，蜜水调，敷肿。

枳壳

凡用，须麸炒去穰，锉。枳实亦同。

厚朴

凡用，须去粗皮，生姜涂制炙微焦，锉。

皂角

凡用，须不蛀者，去黑皮弦子，酥炙黄色，锉。

木鳖子

凡用，去壳。主恶疮毒肿。孙用和方：治痔用仁，三五枚研如泥，以沸汤浸，用汗先熏，但通手即浴洗，日三度。

楸树白皮

单用熬膏，贴痈疽、恶疮、疳瘘、痔疾。用其白马牙烧灰，治发背初生，用掺疮头上，以膏封之。

兔头

连皮骨，腊月细锉，瓶中封之百日，涂发脑疽、发背、恶疮出《百一方》。

兔腹下白毛

治汤火疮已破者，先用胶水扫之，后用兔白毛贴之，毛落平复。《胜金方》治痔，用玩月砂，即兔粪也，和乳香末，酒调三钱，温服，日三服，即差。

蜜

凡炼，须煎令沸，掠去沫。《外台》治阴头生疮，以蜜煎甘草末涂之，神效。《肘后方》单用涂汤火疮。

牡蛎

凡用，木炭灰炒通赤，湿地上放经宿方用。《经验方》治瘰疬，用牡蛎四两，玄参三两，为末，糊丸如梧桐子大。酒服三五十丸，食后服，药尽患亦除根。《集验方》治一切痈肿，水调牡蛎粉扫之，干即再扫，即消，名拔毒散。《初虞世》治瘰疬，用和甘草末，茶调三钱，服之神效，大验。

蛇退皮

诸方用治丁杂恶疮，十年不效者，全用炒存性，猪膏和涂之，其验神效。

蜘蛛

《圣惠》治瘰疬，不问新旧，或成瘘者，晒干为末，酥和如糊贴之，日三度，大效。《千金》治发背疮，亦治鼠瘘，神良。谭氏治赘瘤疣目，以网丝作线，际根系之，一宿自落。

蜣螂

《圣惠》治一切恶疮，端午日收干为末者，油调傅之，神效。《子母秘录》治忽得恶疮，未辨识者，取新者绞汁傅其上大效。古今诸方，治丁疮欲死者，取蜣螂心腹下度取之，稍白者是，以针刺丁疮当心及四畔，以心涂贴之，百苦立已。经宿，其丁自拔出。大忌食羊肉，多不效。

陈橘皮

凡用温水浸去白；青橘皮亦然。

枇杷叶

主呕逆下气。凡用，去毛刺，甘草汤洗，三叶重一两者佳。

桃杏仁

凡用，须汤浸去皮尖双仁，炒锉或研。

无心草

凡用，去芦苗，煎洗甲瘰疽，神效。

防风

凡用去叉芦。

藜芦

凡用去苗。

犀角

凡用,生不曾见火者,即镑错为末。

茯苓

凡用,去粗皮,白者佳。

芍药

亦用白者佳。

牵牛子

凡用,黑成熟者微炒。假如一斤,取头末四两。

方药索引

二画

十香膏　59
八仙散　55

三画

三神丸　75
土青木香　92
寸金丹　84
寸金锭子　74
大槟榔散　70
万应膏　87
万灵丸　83

四画

天丁散　86
天麻散　70
天麻膏　62
天蛾散　80
无心草　96
云母　89
木香溻肿汤　53
木鳖子　94
五利大黄汤　45
五香汤　49
五香连翘汤　46
牙疳药　85
止痛当归汤　52
内托散　51
内补防风散　53
内补散　51
内消丸　45
内消升麻汤　45
内塞散　52
水银　90

水银粉　90
水银膏　70
水澄膏　68
升麻溻肿汤　54
化毒丹　44
乌龙丸　82
乌头　91
乌金散　76,79
引脓散　65

五画

玉芝饮子　75
玉粉散　73
甘草大豆汤　54
石灰　90
平肌散　71
平和饮子　75
四圣旋丁散　86
生肌散　68
白丁香散　58
白石英　92
白石脂　92
白龙散　67
白龙膏　61
白麦饭石　90
白金散　80
玄参丸　76
半夏　91
必效散　78,81

六画

托里玄参散　51
托里当归汤　50
托里茯苓汤　50
托里黄芪汤　50
托里散　51
地骨皮　94
地黄煎丸　47
芍药　97
回疮锭子　64
回疮蟾酥锭子　85
朱砂　89
竹叶黄芪汤　49
伏龙肝　93

伏梁丸 53
决效散 70
羊蹄根 91
灯心 93
防风 96
防风散 76
如圣散 80

七画

赤石脂 92
花蕊石 90
芭蕉根 92
连翘 92
连翘散 49
牡蛎 95
牡蛎大黄汤 46
何首乌散 55
皂角 94
皂角煎丸 47
皂蛤散 59
应效散 80
应痛丸 57
没药膏 78
完肌散 72
灵应膏 63
陈橘皮 96
附子 91

八画

青金锭子 67
拔毒散 69
抵圣丸 79
抵圣散 67
苦参丸 48
苦参散 48
枇杷叶 96
矾石 89,93
钓苓散 66
和血通气丸 46
金伤散 72
金黄散 68
金银花散 58
金露散 69
乳香托里散 86

乳香散　66
乳香膏　60
肺风丸　48
兔头　95
兔腹下白毛　95
炉甘石　93
治干湿疥癣　88
治小儿丹瘤　81
治小儿面湮疮　87
治小儿痟口疮　81
治风狗咬破伤风　88
治汤火烧烫　88
治赤白口疮　87
治吹奶方　83
治破伤　88
治破伤风　81,88
治眼　83
治痔疮　83
治瘰疬并马老鼠疮　65
定血散　72

九画

茯苓　97
枳壳　94
枳壳丸　49
栀子仁汤　57
厚朴　94
牵牛子　97
香矾散　73
香粉散　52
追毒散　64
洗毒汤　55
洗痔　84
神黄散　71

十画

桃红散　67
桃杏仁　96
射脓丸　64
狼毒　91
消毒汤　56

消毒散　69
消毒膏　61
浴毒汤　55
通气散　58
通耳丹　74
通灵丸　75

十一画

黄芩　91
黄芪　90
黄芪丸　57
黄芪茯苓汤　52
黄柏　94
菖蒲锭子　74
蛇退皮　95
猪蹄汤　54
麻黄　91
粗理黄石　93
密陀僧　93

十二画

替针丸　65
博金散　71
搜脓散　65
葛根牛蒡子汤　57
葈耳　91
硫黄　93
雄黄　92
紫金散　73
紫参丸　82
蛤粉散　81
善应膏　63
温经丸　53
滑石　92
犀角　97
犀角散　76
犀角膏　60

十三画

蒲公草　92
楸树白皮　94
槐角煎丸　47
槐根皮　94
蜣螂　96

溻肿升麻汤　54
溻肿汤　55

十四画

碧霞锭子　72
截疳散　66
槟榔散　68
磁石　93
雌黄　93
蜘蛛　95
熏痔散　74
漏芦汤　44,73
蜜　95
翠玉膏　63
翠霞散　65

十五画

熨风散　56

十六画以上

磨风膏　62
藜芦　97